佐々木恵雲

生きる

〈いのち〉と〈こころ〉を見つめて

阿吽社

はじめに

私事ですが、約15年前に職場の同僚を亡くしました。30代で悪性の脳腫瘍を患い、手術を2回受けましたが、わずか1年の経過で息を引き取りました。彼は結婚してまだ間もなく、笑顔があどけない彼そっくりの1歳の男の子が残されました。

お見舞いには幾度となく行っていましたが、2回目の手術後に彼からこう言われたことを、今も忘れることができません。

「妻と子どものことが心配でたまらない」

「どうして僕だけがこんな目にあうのか」

「僕はいったい何のために生きてきたのだろうか」

私は彼の顔を直視できず、下を向いたまま何も答えることができませんでした。彼の心の叫び、魂の叫びともいえることばに身をすくめ、立ち尽くすことしかできなかったことが強く心に残っています。

2回目の手術後、彼は体調が少し良いときは職場に復帰し、時間があれば子どもさんと夢中になって遊んでいたと聞いています。彼は最後にこんなことばを残してくれました。

「自分のいのちは、自分だけのものではないことに、初めて気づいた」

心の底からふりしぼるような彼のことばと、精一杯に生きる後ろ姿から、

「生きるとはいったいどういうことなのか」

「いのちとは何なのか」

という、重い問いをいただいたと、私は思っています。

今も、答えは見つかっていません。答えがあるのかさえ、分かりません。

ただ、自分のいのちが尽きるまで、その問いに対して自分なりに考え続けていきたい、と思っています。

今回の著書は、何年かにわたって、いくつかの雑誌などに掲載させていただいた文章を加筆修正して、四つの章に再構成したものです。医師であり僧侶である私の、〈いのち〉と〈こころ〉を見つめてきた、考えや思いの軌跡と言えるかもしれません。

最初の章「老いも死も受け入れて、生きる」には、「老・死」という人生の大問題について、先に記した若くして亡くなった同僚への思いも含めて、思索の文章をまとめました。

「子に育てられながら、生きる」では、近年とくに複雑化している親子の関係を、「育児（子を育てる）」だけでなく「育自（自分も育てられている）」という視点からとらえ直しました。

「人と人とのあいだで、生きる」は、人生の問題についての文章です。とくに、「自殺」「生きる意志」についての考えを述べています。

最後の章「医師として僧侶として、生きる」は、私自身の身の回りの出来事を書きつづりながら、〈いのち〉と〈こころ〉を見つめたものです。

いずれも未熟な文章とは思いますが、読者の皆さんが生きていくうえでの一助となれば、幸いです。

もくじ

人と人とのあいだで、生きる……95

自己紹介に代えて

生まれ育った、湖北の冬

私は、滋賀県の浅井町《あざいちょう》（現・長浜市）の真宗寺院に生まれました。このあたりは琵琶湖の北岸、湖北と呼ばれる地域で、むかしから豪雪で知られていました。最近は地球温暖化の影響でしょうか、雪は少なくなりましたが、油断していると大雪が降り、家の軒やひさしが壊れる家が続出することになります。

私の幼いころは晩秋の11月末ともなれば、午前中はまずまず晴れているけれど、午後ともなるとあたりの様子は一変し、みぞれがちらつき、太陽の光は厚い雲に閉ざされ、薄暗い風景へと姿を変えるのです。私の寺では11月中旬には報恩講《ほうおんこう》（浄土真宗において親鸞聖人の恩徳に報謝する法要）を勤めますが、気温もぐっと下がり、夜や早朝のお勤めのときはものすごく寒くて、すきま風の入りこむところでは白い息を吐き、手をかじかませながらお経を唱えていたことを思い出します。

報恩講が終わり、12月ともなれば、さらに寒さはつのります。日によっては、雪が積もるようになります。そして1月、2月ともなると、大雪が降ることもしばしば。その雪は近隣の北陸地方と同様に、水分の多い、湿った雪でした。

小さいころは、雪が積もれば喜んで雪かきの手伝いをしましたが、大人たちから、「いっぺんに無理したらあかんで、あとから体が悪うなるで」と注意されました。じっさい10分もすればハァハァと息はあがりだし、終わるころには全身ふらふら状態になることもありました。今も昔も雪国の人にとって雪かきや屋根の雪下ろしは、なんの利益も生み出さない不毛の重労働なのです。

小学校は家の近くにあり、大雪が降っても通学に支障はありませんでしたが、中学・高校は自転車通学でしたので、雪の降る日はたいへんでした。忘れもしません、15歳のとき帰宅が遅くなり、急いで自転車をこいでいました。途中から吹雪《ふぶ》きはじめ、雪嵐のような天候となって、またたく間に雪は積もり、自転車のタイヤと車輪カバーの間に雪が詰まって凍りつき、タイヤが回らなくなってしまったのです。自転車にはもう乗れず、泣きそうになりながら、自転車を引きずって帰ったことがありました。

私たち雪国の者には、雪はまさに「白い悪魔」であり、冬は暗く厳しい、もっともつらい季節にすぎませんでした。雪が少し降って大喜びしている都会の子どもたちをテレビで見たりすると、「雪はそんなに甘っちょろいものじゃない！」と真剣に怒っていました。

学生時代、大阪の冬

医学部の学生となって、大阪の冬を初めて体験しました。肌に感じる空気はやはり冷たいですが、まぶしい光に満ちた澄んだ青空を見て、「なんて大阪の冬は明るいんだ」と、絶句してしまいました。テレビや本などで、太平洋側地方と日本海側地方の冬の違いは理解していたつもりでしたが、その違いをじっさいに体験してみると、それはまさにカルチャーショックともいえるほど衝撃的なものでした。

当時は天気予報でも、太平洋側を表日本、日本海側を裏日本と、今では考えられない差別的な表現をしていましたが、じっさい正反対の冬だと私は感じていました。しかしそうであっても、ふたつの冬はまったく無関係というわけではなく、相対するものでもないのです。日本海側に湿った雪がたっぷり降ったおかげで、太平洋側に乾いた空気が流れこみ、あのような明るい冬が訪れるわけです。

まぶしい光に満ちた「大阪の冬」を経験したことで、私は自分の知っていた「湖北の冬」に、もうひとつ別の側面があることを実感できました。日本には、そして世界には、まださまざまな冬があるのでしょう。ものごとのほんとうの姿を知るには、頭で理解する知識だけではなく、経験が必要なのだと思うのです。

私たちは、日常生活において、ものごとの一面を見ただけで判断しがちです。相手のためによかれと思ってやったことが、じつは相手にとっては押しつけがましいおせっかいにすぎない、ということもあります。

自分の立場に固執せずに、できるだけ相手の立場に立とうという思いが必要です。そして、いろんな側面から見て判断することが大切です。

楽しい体験・苦しい体験・悲しい体験など、すべてが貴重な経験です。その経験を生かして、相手のために、自分のために、ものごとをいろいろな角度から見る、広い視野をもつようにしたいと思います。

老いも死も受け入れて、生きる

父を看取《み》って、生きる思いを新たに

2009年に、父が亡くなりました。父は2年2か月にわたる入院生活を送っていましたが、6月に入り急激に症状が悪化し、6月の中旬に危篤《きとく》状態となり、病院に呼び出されました。今まで、医師として患者さんの臨終に立ち会う機会は数多くありましたが、家族の代表者として身内の臨終に臨んだ経験は初めてのことでした。

呼吸状態と心拍はひどく不安定で意識も低下しており、「これはもうもたない」とすぐ感じました。以前から主治医と相談して、臨終のさいに心臓マッサージなどの延命措置はしないと決めていたのですが、このままでは遠方に住む姉が間に合わないと考え、心臓マッサージを施行することにしました。

日本では昔から人が亡くなるときには、家族や身内が枕元に集まり、みんなで人の死を看取《みと》るという習慣がありました。ドラマのように、突然ガクッと息絶えるような死に方は珍しいものです。実際に人が死を迎えるときには、心臓の拍動が1分間に80回あったものが60回、40回、20回、10回というように少なくなっていき、呼吸もじょじょに弱っていくという、ある一定の経過を経ていくものなのです。そしてその過程のなかで、残された家族が亡くなる人の息を引き継ぎ、受け取っていくのです。

「息を引き取る」とは元々「看取り」という作業から生まれてきたことばです。残念ながら、現代の日本では核家族化も進行し、家族全員で亡くなる人を看取るということも少なくなってきました。しかしこの「看取り」という作業を通じて、人と人とのいのちのつながりやいのちの深さなどを実感できることも事実であり、人間が孤立しがちな現代だからこそ、もっと見直されるべきことではないかと思うのです。

1時間ほど主治医とともに心臓マッサージを続け、家族みんなで立ち会える時間が生まれて、父を看取ることができました。そして亡くなる直前まで一息一息必死に生きようとする父の姿から、改めて人が人らしく生きることのたいへんさ、素晴らしさを教えられたように思います。

人は生まれ、老い、病を得て、そして必ず死を迎えます。人生という道を歩むことは、死に向かって歩むということ、と言えるかも知れません。こう言えば、人生を悲観的にとらえる人もいるでしょう。

しかし、人は死によってすべてが無に帰するわけではないのです。それぞれの人生を一生懸命生きようとする人の姿から、私たちは人生について教えられ、その姿や思い出をこころにとどめ、また自分自身の人生を歩んでいくのです。

私も父の姿や思い出をこころに刻み、精一杯人生を歩んで行きたいと思います。

からだとこころのふれあい

私が医学部6回生のとき、母方の祖父が92歳、老衰で亡くなりました。当時すでにたいていの人は病院で亡くなっていましたが、祖父は家族の看病を受けながら、自宅で息を引き取りました。

祖父が亡くなる数日前に、母から、「恵雲《えうん》、亡くなる前に一度おじいちゃんを診察してあげて。きっと喜ぶから」と頼まれ、聴診器だけを持って祖父の家に行きました。4月にもかかわらず、肌寒い夜のことでした。

祖父の寝床のまわりには、母や伯父・叔母たちが座っていました。元気だったころの祖父の印象しかない私は、やせおとろえ、顔色の悪い祖父を見てとまどい、そして何ともいえない重苦しい雰囲気に、こころがつぶれそうになりました。

大学では病棟実習が始まっており、患者さんと接する機会もあったとはいえ、これほど状態の悪い人を診察するのは初めてでした。ふるえる手で聴診器を胸にあて、診察をしました。今から思えば、子どものまねごとのような診察でした。手を握ると祖父は、かすかにほほえみ、私の手を握り返してくれました。

祖父がたいへん喜んでいたと、母が後になって教えてくれましたが、私は複雑な気がしました。あんなまねごとのようなことで、祖父はほんとうに喜んでくれたのだろうか。自分の力のなさに、少し落ちこんでしまいました。

診察後、1か月を過ぎたころ、祖父は息を引き取りました。その1年後に私は、大学病院の研修医として、医師としてのスタートを切りました。祖父を診察したときに強く感じた自分の非力さを忘れるかのように、必死で働きました。

2年がたち、3年目に一般病院に移りました。そこでは内視鏡や超音波といった、検査手技の取得に夢中でした。外来、検査、病棟と、目が回るほど忙しかったにもかかわらず、充実した日々でした。一方、病棟で入院患者さんをじっくり診察し、ゆっくり話を聴くことはなかなかできませんでした。

一般病院に移って半年あまり、自分の仕事にかなり余裕ができたころ、60歳代の末期がんの女性を担当したときのことです。その方は積極的な治療はもう不可能であり、ターミナルケア（終末期医療）がなされていました。がん特有の痛みに対してはモルヒネなどの麻薬投与を行ない、痛みのコントロールはまずまずうまくできている状態でした。

いつものように忙しく、ばたばたと病棟に行き、「○○さん、大丈夫？ 変わりないですか」と話しかけ、様子を診て戻ろうとしたとき、その患者さんは、「先生、いつも忙しいのに診に来てもらって、すんませんなぁ。わたしら、先生の顔をちょっと見られるだけで、うれしいんやで」と、にこやかに話しかけてくれました。

その瞬間、私は強い衝撃を受けました。身体的な痛みをとることで満足し、患者さんのこころに寄り添うことができていなかった自分に気づいたのです。十分なケアができていない、そんな私を気づかい、優しいことばをかけてくれた患者さんの姿を正視することはできず、私は照れ笑いをしつつ病室を去っていきました。

私たち医療者は、患者さんに何かをしてあげるといった、上から下を見るような感覚で、患者さんに接しがちです。医療者と患者さんとの理想の関係は、何かをしてあげる、してもらうといった一方通行ではなく、からだとこころのふれあいを通じて、お互いが育みあい、高めあう関係ではないかと思うのです。

再び祖父のことを思い返すと、医師のふりをして、がちがちに固まって診察していた私を、祖父は死が近くに迫った苦しい状況のなかにもかかわらず、「何もあせることはないよ、今、お前のやれることをやればいいんだよ」と手を握り、優しく受け入れてくれた気がします。

あたたかく、大きな祖父の手の感触を思いだすたびに、熱心な仏教者であった祖父が、「からだとこころのふれあい」こそ、医療だけでなく、すべての道に通じる原点であることを示してくれたと痛感しています。

亡き人とともに生きる

２０１６年の１月、つれあいの母が急死しました。ずっと元気で、亡くなる前日も早朝からグランドゴルフに出かけたほどでした。ゲーム直前に突然倒れ、心肺停止状態となり、一度も意識がもどらないまま、わずか１日の経過で息を引き取りました。

義母とはいろいろなことを相談したり、されたりと親しい関係でしたので、危篤状態との一報を受けたときには強い衝撃を受けました。ひどく動揺するとともに、今起きていることが現実のこととは思えない、夢でも見ているかのような何かフワフワした感覚があり、それはかなりの期間続いていました。

医師として患者さんの臨終には何度も立ち会っており、人の生死には慣れているつもりでしたが、このような経験は初めてのことでした。

突然の事故や病気で大切な家族や知人を亡くした場合、遺族や友人にとってその死を受け入れることはひじょうに難しい作業であることが、最近広く知られるようになりました。一般的には、人の死は肉体（生物）の死と考えられています。しかし人は、生物としてひとりだけで生きているのではなく、さまざまな関係（親子・夫婦・友人など）の中で生きています。肉体の死によって、いったんその関係が途絶することになりますが、近しい人や愛する人を亡くした場合、遺族はその関係を途絶したままでいることに耐えられず、時間がかかったとしても必ず亡き人との新しい関係を築こうとします。

私は、このような亡き人との関係の喪失とその再構築を「関係性の死」と呼び、「関係性の死」は頭で理解することではなく、人の死という経験を通してこころで行なう作業であるといろいろなところで話してきました。

しかし、このたびの義母の死を通して、人の死を受け入れることのたいへんさ、困難さ、そして悲しみを改めて強く感じました。義母が亡くなり、ずいぶん経ちましたが、未だに義母が「お久しぶり、元気にしてる？」と電話をかけてきたり、会いに来てくれるような気がして、目頭が熱くなることがあります。

私自身、まだ義母の死をしっかりと受け止め、受け入れることができていないことは間違いありません。しかし私以上につらい思いをしているのは私のつれあいであり、義妹であり、義父でしょう。家族みんなでこころを寄せ合い、助け合いながら生きていきたいと思います。

また義母から「私の生き様、死に様からあなたたちは何を感じ、これからあなたたちはどう生きていくのか」と、私たち自身の生き方を問われていると強く感じました。

亡き人はいつも遺された私たちのこころに深くかかわり、強い影響を及ぼしています。私たちはたった今も亡き人と出会っているのです。

亡き友と語らう

忘れえぬ友

私が医師になって30年になる年に、医学部を卒業してちょうど30年目ということで、久しぶりに大学の同窓会を開くことになりました。といっても医学部の定員は少なく、全員そろってもわずか100名足らずの同級生ですが、6年間という長く厳しい学生生活をともに過ごしてきましたので、他学部の学生よりは濃密な関係があったのではないかと思います。

その同級生のなかに、忘れえぬ友がひとりおりました。

国家試験に合格し、私を含め８人が母校の内科医局のひとつに入局し、研修医として医師生活の一歩を踏み出しました。忘れえぬ友とは、その８人のうちのひとりでした。

彼は、ひじょうに優秀で体力もある人で、めきめきと実力を発揮していきました。彼はすぐれた臨床医であるだけでなく、研究者としても有能で、将来を嘱望《しょくぼう》された存在でした。

卒業して15年が経つころ、私の父の体調が思わしくなくなり、私は住職を継いで寺の仕事にも取り組み始めました。そのため、彼とはなかなか会えなくなりました。

その後、彼は医局長という医局全体をになう役職につき、ますます多忙をきわめるようになりました。「あまり無理はしないように」と心配していましたが、２００９年11月、突然体調をくずして大学病院に入院したという連絡を受け、驚くまもなくかなり深刻な病状であると聞かされました。

すぐお見舞いに行かなければと思いましたが、先輩医師から、もう少し病状が落ち着くまではそっとしておいてあげた方がよいと言われ、様子を見ておりました。その後いちど危篤状態におちいったものの奇跡的に回復し、そろそろお見舞いに行ってもいいかなと思案していたところ、再び突然の病状悪化で、彼は亡くなってしまいました。

友からの思いもよらない言葉

彼の死の一報を受けたとき、すぐには悲しい気持ちもわかず、ただ呆然と立ち尽くすことしかできませんでした。

すこし経ってから、「どうして先輩の忠告を振り切ってでも、会いにいかなかったのだろう」と、ひどく後悔の念にかられ、そんな気持ちのまま、通夜に向かいました。

現役の医局長であったということだけではなく、彼の交友関係の広さをうかがい知ることができました。「阿弥陀経《あみだ》」の読経《どきょう》のなかで焼香《しょうこう》を終え、遺族に弔意《ちょうい》のあいさつをしたさいに、彼のつれあいの方から、思いもよらない言葉をかけられました。

「佐々木先生、主人は最初の危篤状態を脱した後、〝元気になったら恵雲《えうん》といっしょに全国を行脚《あんぎゃ》したい。自分は死の淵からよみがえる体験をしたから、前座でその話をして、あとは恵雲に仏教の話をしてもらいたい〟と話していたんですよ」

その話を聞いた途端、涙があふれて止まりませんでした。

この2009年という年は、2年半にわたって入院していた父が6月に亡くなり、その2週間後に義理の祖母が亡くなるという、なんともあわただしい年でした。それから半年経ち、肉体的にも精神的にもつらい状況がようやく落ち着きつつあると感じていた矢先の友の死……。

父の場合は高齢で長患《ながわずら》いでしたし、その死を受け入れるためのこころの準備の時間は十分あったと思いますが、それでもそう簡単に父の死を受け入れることはできませんでした。

しかし友の場合40代とまだ若く、現役の医師としてばりばり働いていたということ、そして経過があまりに急であったということから、こころに受けた衝撃は大きく、しばらくのあいだ言葉では表現できない、なんとも言えない空白感、喪失感にさいなまれました。

これまで、医師として患者さんの死に立ち会い、そのご家族の方々とも接してきましたが、のこされたつれあいの方や子どもさんたちの悲しみや苦しみ・つらさは、それまでの私には想像もできない大きなものであったことに、初めて思いいたることになりました。

花びらは散っても、花は散らない

突然の事故や病気で大切な家族や知人を亡くしたとき、遺族や友人にとってその死を受け入れることは、ひじょうにむずかしい作業であることが、最近広く知られるようになりました。

一般的には、人の死は肉体の死と考えられています。しかし人は、さまざまな関係（親子・夫婦・友人など）のなかで生きています。肉体の死によって、その関係も途絶えることになりますが、近しい人や愛する人を亡くした場合、遺族はその肉体の死を受け入れたとしても、その関係までも途絶えたままにしておくことには耐えられません。時間がかかっても、必ず亡き人との新しい関係を築こうとするのです。

私自身、今でも友の死を完全に受け入れられたわけではありませんが、彼とはもう二度と会えないからこそ、生前に彼が私に遺《のこ》してくれた言葉が深くこころに残り、以前よりも彼との関係がより強く深まったように感じています。

私は、このような亡き人との関係の喪失とその再構築を、「関係性の死」と呼んでいます。「関係性の死」は、頭で理解することではなく、関係ある人の死という経験を通して、こころで行なう作業です。じっさいに身近な人の死に出合ったとき、その死を受け入れることがそんなに簡単なことではないということは、ある程度の年齢の方には明らかなことでしょう。

「人の死＝肉体の死」とだけ単純に考えるのではなく、死には「関係性の死」という側面も存在するという、多面的な視点を持つことが必要なのです。その視点からは、人生にとって肉体の死はけっしてゴールではないことが、明らかになります。

私たちは人生において、家族や友人などさまざまな人の死に直面します。しかしその亡き人は、肉体の死とともに消失して、無になるわけではありません。亡き人はいつも、遺された私たちのこころに深くかかわり、強い影響を及ぼしているのです。私たちはたった今も、亡き人と出会っているのです。

ある先達のお言葉です。

「花びらは散っても、花は散らない。形は滅びても、人は死なぬ。」

ご遺族の了承をいただけたら、こんどのお彼岸に、彼のお墓参りに行きたいと思っています。また彼と語り合えることを、楽しみにして……。

遺された家族へのグリーフケアを

亡くなった患者さんのご家族の話

うららかな春の日差しが感じられる、ある日のことでした。勤務先の西本願寺あそか診療所での外来診療を終え、自宅に帰ろうと外に出たときのことです。後ろから「佐々木先生ですか」と呼び止められました。振り返ると、60歳前後の男性が笑みを浮かべて、かるく会釈《えしゃく》されました。しかし、その方には見覚えがありません。

私たち医師にとって、患者さんの顔を覚えることは、ひじょうに大切なことです。ときには名前と顔が一致しないこともありますが、いちど診察させていただいた方の顔は、そう簡単には忘れないものです。

私が少しまごついていることが、おわかりになったのでしょう。

「突然、お声をおかけして申し訳ありません。先生にお世話になった○○の夫です」

その言葉を聞いて、数年前の光景がよみがえってきました。

その患者さんは当時55歳の女性で、軽い糖尿病があり、婦人科から紹介された方でした。糖尿病はすぐ良くなったのですが、経過中に子宮がんが見つかり、数カ月間の闘病の末に亡くなられました。婦人科病棟に入院されている間に、何回となく病室を訪ねたのですが、いつもその男性が付き添っておられたのです。

「あぁ〜、あのときの……」

「今日はお彼岸でお参りに来たのですが、先生がこちらで診療されていることを聞いておりましたので、お会いできればと思ってうかがったのです」

そのあと寺内の聞法《もんぽう》会館で、お話をうかがうことになりました。誰でもそうですが、家族が重い病気で入院しているときは、どうしても暗い表情になりがちです。その男性（Aさんと呼ばせていただきます）にも、当時はやはり重苦しい雰囲気がただよっていたのですが、今のさわやかですがすがしい笑顔との違いはあまりに大きく、まるで別人のようでした。

Aさんはかみしめるような口調で、語ってくださいました。

「妻とふたりきりで病室にいるときは、もう怖くて怖くてしかたなかったのです」

「妻は自分ががんであることも知っていて、自分なりに受け止めることができていたようですが、私は妻から声をかけられるたびに、内心びくびくしていました」

「『どうして私だけがこんな目にあわないといけないの』とか、『私の人生ってなんだったの』とか、尋ねられたらどうしようかと思っていました」

「でも、妻は逆に私に気をつかってくれているようで、亡くなるまで平穏な会話がほとんどでした」

Aさんは、少し涙ぐんでおられるようでした。

「妻が亡くなったとき、正直言って、少しほっとしました。でもそれからは、落ち着いたというより、こころにぽっかりと穴があいたようになりました」

「通夜のときも、葬儀のときも、娘や息子をはじめみんな泣いていましたが、私はまったく涙が出ませんでした。ただ与えられた仕事を、機械的にこなしていたようです」

「中陰法要《ちゅういんほうよう》のときも、ご住職の話は上の空という感じでした。四十九日のとき、法要が終わり、ご住職から、『Aさん、もっと楽にしていいのですよ。無理をすることはありませんよ』と、声をかけていただいたのです。その夜、亡くなる1週間前に妻が、『あなた、いろいろとほんとうにありがとう』と話してくれたことを突然思い出し、涙があふれて止まりませんでした」

「妻がからだの調子をくずしてから、初めて泣きました。それから、妻はほんとうに苦しいなかで、私や家族や周囲の人に感謝していたことに気づかされました」

Aさんの頬に、涙がひとすじ流れました。

「それからしばらくは、自分を責めました。そのころ仕事が忙しく、妻がからだの調子が悪いと言っているのを聞いても、『早く病院で診てもらえよ』としか言っていない自分が、情けないやら、腹立たしいやら。そのうち、あの病院が悪かったのではないか、医者が発見するのが遅かったのではないか、と考えだしたのです。佐々木先生の顔も、ちらっと頭をよぎりましたよ」

Aさんは、いたずらっぽく笑われました。

「でもじょじょに気分が落ち着いてきて、一周忌のころにはこれでよかったたんじゃないかと思えるようになったのです」

Aさんはまた、おだやかな表情を取り戻されました。

グリーフケア——遺された人の悲嘆への配慮・看護

がん患者さんなどへのターミナルケア（終末期医療）では、患者さんのみならず、その家族へのサポートも重要とされています。しかし、現在の医療状況は患者中心で、患者さんがなくなられたあと、引き続いて家族が適切なサポートを受けることはなかなかむずかしい状況です。

愛する人や近しい間柄の人との死別に対する反応をグリーフ（悲嘆）反応といい、それはだれしもが避けて通ることはできないことなのです。愛する人を失った悲しみが、失意の死をもたらすという現象も、よく知られています。

少し古いデータになりますが、イギリスでは、54歳以上で妻を失った夫が妻の死後6か月以内に死亡する割合は、同年代の既婚男性に比べて40％も高いと報告されています。日本でも、妻を亡くした夫が急に元気がなくなり、ふさぎこみ、妻の後を追うようになくなることをしばしば耳にします。

このように、男性に強くグリーフ反応が生ずる理由はまだはっきりしていないのですが、日本・イギリス・ドイツなどでは、男性が人前で涙を流すのは見苦しいという固定観念があり、悲しみの感情を抑圧することでストレスが鬱積《うっせき》し、心身がさいなまれるという悪循環におちいることも、ひとつの原因と考えられます。

Aさんの場合も、伴侶を亡くされた直後からしばらくは、涙が抑圧された状態、すなわち「うつ」に近い状態だったと思われます。四十九日に住職から声をかけられたことがひとつのきっかけとなり、こころが激しく揺れ動き、抑圧されていた感情が噴出することで、悪循環におちいることが防げられたのではないでしょうか。

このように、悲嘆（グリーフ）という感情をこころのなかに閉じ込めておくのではなく、積極的に人と交わり、思い切り泣くなど、発散させることが大切なのです。そして、この悲嘆に立ち向かい、乗り越えることで、人は人間的にも成長するようです。

Aさんの場合もそうでしたが、大切な方を亡くされた人は、1年ほど経つと精神的にも身体的にも立ち直ってくるケースが多いと、報告されています。このようなことからも、葬儀・中陰法要・百か日法要・一周忌法要などがいかに意味深いものであるか、そしてまた、そのような法要が、グリーフケアという重要な役割も果たしていると、強く感じるのです。

とくに浄土真宗において、中陰法要などの法事は、亡き人に対する追善回向《ついぜんえこう》ではありません。逆に、亡き人からのこされた私たちが、自分自身を見つめなおす機会と仏法に出合う場を与えられたのです。この法要をひとつひとつお勤めしていくなかで、私たちは大切な人との別れの悲しみ・苦しみを受け止め、やがて乗り越えることができるようになるのです。

Aさんは、最後にこう語ってくれました。

「ほとんどお話しすることもなかった先生と、こんなに素直に自分のことが話せたのも、仏さまのおかげでしょうかね」

Aさんの温かく穏やかなまなざしが、春の光のように私のこころを優しく包んでくれました。

赤ちゃんを亡くした親の深い悲しみに寄り添う

いのちが消えてしまったとき

ある年のお正月のこと、つらく悲しい出来事がありました。三が日が過ぎ、そろそろ仕事初めというときに、友人のHさんから電話がかかってきました。Hさんの家では12月に、長男さんに男女の双子の赤ちゃんが生まれました。未熟児で生まれ、すぐに新生児集中治療室に入り、懸命の治療が続けられたのですが、新しい年を迎えてまもなく、女の子が短い生涯を終えたのです。

お勤めをしてほしいということで、Hさんのお宅にうかがいました。しかし女の子のご両親にお会いすると、かける言葉がみつかりません。医師として、僧侶として、若い夫婦を勇気づける言葉をかけてあげたいと思いつつも、悲しみを必死にこらえて応対するふたりの顔を見ると、言葉をかけるどころか、顔さえまともに見ることができません。

形どおりのお勤めを終えて自宅に戻り、自分の非力さに落ち込みました。

生後4週未満の新生児死亡数は1950年には6万4142人でしたが、医療の進歩により、2005年には15110人に激減しました。生後1年未満の乳児死亡率（1000人あたりの死亡数）も、1950年代には40前後ありましたが、いまでは2・0前後にまで下がっています。それでも毎年、かけがえのない大切ないのちが、妊娠中や誕生まもなくなくなっているのです。

「つらくて、ほかの元気な赤ちゃんを見ることができなかった」

「赤ちゃんが死んだのは自分のせいだと思い、自分を責め続けた」

赤ちゃんを亡くした親の深い悲しみには、想像を超えるものがあります。周囲からも誕生を待ち望まれていた赤ちゃんの死を、そう簡単に受け入れ・受け止められるはずがありません。

深い悲しみと苦しみにうちひしがれたご両親に、周囲の人たちはどう接すればいいのでしょうか。

人の悲しみをともに悲しむ

赤ちゃんを亡くした母親のこころとからだに起こる変化や、赤ちゃんの思い出づくり、周囲への助言などをまとめた冊子があります。そのなかに、お母さん方が悲しんだり、傷つけられたりした言葉があげられていました。


「がんばって」

「早く元気になって」

「また次の子を産めばいいじゃないか」

「上の子がいるからいいじゃない」

「もうひとりいるからよかったじゃない」

「がんばれ」は励ましや慰めの言葉の代表としてよく使われますが、精神的にタフでこころのエネルギーも十分な場合は別として、赤ちゃんを亡くした親のように身も心も疲れ切っている人には、「これ以上、どうがんばればいいの」と感じられてしまう、たいへん酷《こく》な言葉です。

　赤ちゃんが亡くなった現実を受け止め・受け入れるには、十分な時間が必要ですし、個人差も大きいものです。短いいのちでも、親にとっては誰にも代えられないい、かけがえのないいのちなのです。励ますのではなく、そばに寄り添い、あたたかく見守ることが必要なのではないでしょうか。

次に、うれしかったり、慰められたりした言葉は次のようです。

「がまんしないで。好きなだけ泣いていいのよ」

「〇〇ちゃんのことは、何度でも思い出してあげよう」

「〇〇ちゃんのことは、絶対に忘れないから」

赤ちゃんを亡くした親は、人前では本人も無意識のうちに、元気に振舞わなくては、という気持ちになりがちです。「泣いてもいいよ」と言われることで自分を偽る必要がなくなり、とてもこころが楽になるのです。そして、いっしょに泣いてもらうことも、力になるようです。

周囲の人は、こころの回復（悲しみを昇華して、子どもの死を受け止めること）

と、亡くなった子どもの存在を忘れ去ることはまったく別なのだ、と理解することが大切です。

「子どもの死」という、こころにぽっかり開いた穴を簡単に埋めることは不可能なのです。親は、かけがえのないわが子を忘れることなど、できないのです。だからこそ、周囲の人のあたたかい言葉が、こころの支えとなるのです。

私たちは、人のこころの痛みや寂しさをそのまま理解することは、なかなかできません。しかし、人の幸せを願い、人の悲しみをともに悲しむことができる人となれるよう、日々の生活のなかで心がけていきたいものです。

「多死社会」で死を迎える

100歳以上の高齢者の方は2008年には3万6276人でしたが201

7年は6万7824人になり、10年間で2倍弱、20年間では7倍弱と急激に増加しています。戦後間もないころ、孫の顔を見ることができる人はそれほど多くなく、ひ孫がいる方などほとんどいませんでした。それが現代の日本では孫が何人もいるのは当たり前で、ひ孫どころか「やしゃご」も珍しくないようになってきました。

このことは医療の発達や生活環境の改善によると考えられ、結果として日本は世界中で、もっとも高齢化が進んだ国となりました。

高齢社会はまた別の角度から見れば「多死社会」といえます。年間死亡者数は増え続けており、ピークになると予想される2040年には約166万人に膨らむ（2007年は約110万人、2015年は約130万人）と想定されています。

戦後、日本は高度成長を成しとげ、世界第2位の経済大国になるまで発展しました。しかしその経済発展と引き換えに、私たちは大切なものを失くしてきた気がします。お互いを支え合い、助け合う社会ではなく、互いの競争に打ち勝つため、できるだけ無駄を省く、効率化・競争化の社会を目指してきたといえないでしょうか。その社会では、「いつまでも若々しく生活する」ということがもてはやされ、「老い」をうとんじ、「死」は人生最大のタブーであると考え、自分の周囲から遠ざけようとしてきたといえます。

しかし、これから「多死社会」を迎えることになれば、誰もが「死」を直視せずにはいられなくなります。私たち日本人は、家族や友達の「死」にどう対応し、そして自分の「死」をどのように迎えればよいのでしょうか。

数年前に放映されたＴＶドラマ「風のガーデン」は、麻酔科医の主人公が末期のすい臓がんだと知ることから始まります。そして、最後の人生を家族と過ごすため、故郷の家に帰ってきます。そのとき娘から「お帰りなさい」と言われ、「ただいま」と優しく答えたシーンにこころを打たれました。私たちが安心して外で仕事をしたり、旅に出たり、さまざまなことができるのも、「お帰り」と言ってくれる家族の待つ家庭があるからこそだと思うのです。

私たちはそれぞれまったく違った人生を歩み、その歩みの中でさまざまな苦しくつらい出来事を経験します。しかし、そんな人生でも、必死で生きることができるのは、最後に帰るべき場所があるからではないでしょうか。

死を迎え、すべてが無になるのではなく、安心して帰ることができる場所があることを、「多死社会」を目前にした今、私たちひとりひとりがもう一度見つめ直すべきではないのか、と思うのです。

「孤独死」は悲惨な死なのだろうか

「孤独死」と表現される死亡事例がマスメディアに頻繁に登場するようになりました。じつは孤独死に対する明確な定義はありません。今までの報告から一応、「孤独死とは主に一人暮らしの人が誰にも看取られることなく死亡すること」とされていることが多いようです（社会的孤立のため、住居内で誰にも気づかれず遺体がそのままとなったケースは孤立死・独居死などと呼ばれています）。

某有名女優が自宅で死後数日経ってから発見されたときにも、「孤独死」と大きく報道されていました。その際のマスメディアの論調は、「あんな有名な女優が誰にも看取られず、一人で亡くなるなんてかわいそうだ」といったものがほとんどでした。この例に限らず、今まで孤独死と報道されたニュースの裏では、報道する側でも、視聴する側でも、「悲惨な」「かわいそうな」といった気持ちが満ちあふれていたと言えるでしょう。

しかし「孤独死」とは本当に、悲惨でかわいそうな死なのでしょうか。

私たちの人生にとって最大の課題は、「生老病死《しょうろうびょうし》」であることはいうまでもありません。とくにそのなかでも「死」は、この世に生まれた限り、誰も避けることのできない最大の難関といえましょう。

「死」はまた一度きりのものです。「老」や「病」のように、自分自身が経験したり、その体験談を他者から直接聞くことができたりすれば、「死」に対する不安や怖れはもっと少なくなるでしょうが、それはまったく不可能です。とくに現代の日本では、急激な高齢化が進行するとともに、人の死亡場所は大半が病院となり、死は病院内での特殊な出来事と化し、ほとんど人目に触れない状態となってしまいました。

死はますますタブーとされ、忌むべきことであり、できるだけ避けるべきこと考えられるようになり、死に対する誤解や思い込みが生まれ、それがますます肥大化してきたといえます。多くの人に看取られる死が素晴らしく、ひとりで迎える死・孤独死は悲惨であるという思い込みには、十分気をつける必要があります。

死とは本来ひとりひとりが立ち向かうべきものであり、仲間と一緒に仲良く迎えるべきものではありません。ある意味、死は孤独なものであるといえましょう。死だけでなく「生老病死」はすべて自然の厳粛な営みであり、摂理なのです。

ひとりひとりの人生、生老病死は、それぞれどれをとっても同じものではありません。どんな人生も、尊重すべき貴重なものであるはずです。長い人生を、亡くなった時点での死の迎え方だけで、「悲惨でかわいそうな人生だった」と第三者が判定することは、死者の送ってきた人生を傷つけ、いのちの尊厳を傷つける行為であることに、私たちは気づく必要があるでしょう。死をポイントとしてとらえるのではなく、人生というプロセスの中で死を見つめ直すことが、今求められているのではないかと、私は思っています。

娘の自慢は長寿のひいおばあちゃん

「わたしのひいおばあちゃんは、95さいなのよ。すごいでしょ!! おおっきいでしょ!!」

5歳になる娘のいちばんの自慢は、95歳になる曾祖母です。オモチャでも、絵本でもなく（私でも妻でもないのが少し残念ですが）、ひいおばあちゃんが自慢と少し誇らしげに話す娘の姿をみて考えさせられました。

日本は世界に類を見ない超高齢社会に突入しようとしています。そのなかで、お年寄りの介護・福祉は大きな問題となっています。しかし、その議論のなかで時に、誰が中心になって負担するのか、お金がどれくらいかかるのかといった、いわゆる効率上の話が先に立っていることがあります。そこにお年寄りに対する尊敬や敬意の念が失われている感じがし、残念に思うことがあります。

日常生活にどっぷりとつかっていると、私たちは、どうしても仕事やお金のことが気になり、「もっと楽をしたい」「もっといい物が欲しい」「もっと若々しくきれいになりたい」といったことが頭によぎってきます。そういった目から見れば、「老人」より「若者」、「老いること」より「若々しくいる」ことに価値があり、すばらしいことであると思えるかもしれません。

たしかに現代社会は、「若さ」に最高の価値を置いていると言えます。消費社会の対象としてだけでなく、若々しく健康なことが社会の目標であり、目的にすらなっているようです。しかし「老い」を避けることはできません。誰にでも「老い」は必ず訪れます。これほど医学が発達しても、老化メカニズムは十分解明されておらず、人間の長年の夢である「不老不死」は実現不可能といえましょう。だからといって、現代社会のように「老いること」からできるだけ目をそむけ、「若さ」にあこがれる姿が良いとは思えないのです。

「老い」には「若さ」の持つエネルギーやスピードではなく、熟練した技や深い知識・思い出に支えられた「智恵」があります。さらに、それだけではなく「老い」の存在そのものがすばらしいんだということを、娘に教えてもらった気がします。

私たちは、お年寄りが寝たきりになったり、認知症になったりすると、ついつい否定的な思いを抱いてしまいます。その思いの奥底には、人をみるときに、使えるか使えないか、価値があるかないか、損か得かといった選別のものさしがある、とはいえないでしょうか。そうではなく、「老いること」が真実であるならば、「老い」そのものを私たち自身の問題であると自覚すること、またそれを子や孫に伝えていくことがいかに大切かと気づかされました。

そんな考えに思いを巡らしていると、「おとうさんいまいくつ？ まだまだわかいね」と娘の声が聞こえてきました。5歳の娘と95歳の祖母の姿が脳裏に重なり、思わず背筋を伸ばしていました。

子に育てられながら、生きる

生まれてきてくれて「ありがとう」

近年、親子の間にさまざまな問題が噴出しています。虐待《ぎゃくたい》、家庭内暴力は言うに及ばず、子殺し、親殺しといった残虐な事件を耳にすることもまれではありません。さらに所得格差、年金・医療問題といった社会問題がそのことに拍車をかけています。

このような世の中で子どもを産み・育てることに、若い女性が大きなプレッシャーを感じるようになっています。


「こんな時代に子どもを育てることができるのだろうか」

「将来に希望が持てない社会では生まれてくる子どもがかわいそう」

「夫婦ふたりで生活するだけで手一杯だ」

「子どもはひとりで十分、ふたり以上育てる余裕はない」……。

これでは少子化対策もままならない状況です。

先日テレビで、こころに残る特集をしていました。それは首都圏の五つの産婦人科病院で、出産直後のお母さん78人に、「生まれてきたわが子に母が最初にかけた言葉」は何だったかをインタビューした内容でした。そのランキングを紹介しますと、第5位が「お疲れ様」、第4位が「がんばったね」、第3位が「こんにちは」、第2位が「やっと会えたね」、第1位が「ありがとう」でした。

地球上の生物の中でもっとも出産がたいへんで、リスクが高いのは人間の女性です。それは人間が四足歩行をやめ、他の動物とまったく異なる特色のひとつである直立二足歩行を取り入れたため、骨盤が小さくなり産道が狭くなったことと、高い知性を獲得するために脳が巨大化したというふたつの原因により、人間のお産が必然的に難産になったのです。

そんな苦しい出産という出来事を経験した女性がわが子と初めて出会ったと

きに、思わず「やっと会えたね」「ありがとう」という言葉をかけたことに感動せずにはいられません。そして父親も同じような思いを感じていたことでしょう。

「子どもを授かる」ということは、いくつもの奇跡的な出会いによって新しいいのちが誕生することを意味します。何十億もいる人間の中からたったひとつのカップルが偶然に出会い、愛し合う中で、億の数ほどある精子のたったひとつと卵子が出会うという本当に奇跡的な出会いによって、新しいいのちが誕生するのです。

大きな時の流れと出会いの中で、新しいいのちは生まれ、そしてまた次のいのちにつながっていきます。この新しいいのちの誕生という「いのちのつながり」を目の当たりにしたとき、「ありがとう」という言葉をつぶやかずにはいられないのでしょう。

これからこの赤ちゃんが大きく成長していくなかで、親子関係がゆらいだりもしますが、そういうときこそ、生まれてきてくれたこの感動をいつまでも大切にして、子どもの立場にたって、寄り添える親でありたいものです。

子どもの発達や成長には個人差がある

少子化の時代にあっても、毎年多くのかわいい赤ちゃんが誕生して、初めて親となる新米お父さん、お母さんも大勢誕生します。わが子の誕生に喜びに満ちあふれ、「かわいい、かわいい」と頬をゆるめますが、そうした時期は、あっという間に過ぎ去ります。わが子とはいえ意思も通じない、泣き叫ぶ赤ちゃんに途方にくれる時期がきます。そのうえ、うちの子はよそのお子さんより成長が遅いのではないか、などという心配なども次々に出てきます。

私も世の親同様、妻の妊娠中は元気に生まれてくることだけを願いました。いざ無事に生まれてくれれば、寝返りはまだか、ハイハイは上手か、まだ歩かないのか……など、いつも自分の子どもの成長が遅れているのではないかと、不安でたまりませんでした。

子どもの成長に伴いさまざまな問題が生じ、そのたびに親たちは悩まされます。

たとえば、離乳時期もそのひとつです。以前は、母親が離乳時期を決定する「断乳」が励行されていました。しかし今は、赤ちゃんにまかせる「卒乳」が主流となっています。以前のように無理に断乳すると、お母さんにも赤ちゃんにもストレスになることが分かってきたのです。

一般的には母乳だけで育てるのは生後6か月頃までで、その頃から歯が生え、栄養的にも母乳だけでは足りなくなり、固形食が増えてきます。個人差がありますが、2〜3歳でも母乳をほしがる子どもは結構います。4歳で母乳を飲んでいた子もいます。卒乳が遅いことは、異常なことではありません。卒乳の時期は子どものこころの世界の発達と関係し、ひじょうに個人差が大きいのです。「子どもの発達や成長には個人差があり、他者と比較することはよくない」とよく言われますが、まったくその通りなのです。ところが、私たち大人は自分たちの尺度や基準で、子どものことを判断しがちです。

現代は核家族化が進行し、夫婦と子どもだけの家族の中で、父親は仕事に没頭することが多く、子育てのほとんどは母親のみにまかせられた状況です。そして、孤立した母親のよりどころは、育児書やテレビや雑誌の情報のみということが多いのが現実です。残念ながら、そのような情報は偏ったものや、あたりさわりのない画一的なものが多いのです。子どものからだやこころの発達には個人差があることを、頭では理解していても、しっかりと納得できないのが多くの母親たちの現状ではないでしょうか。

そのような状況に拍車をかけるように、結果第一の競争社会では、ますます他人との比較が重視され、「自分の子どもは他の子どもより遅れてはいけない」「他の子どもより優秀であってほしい」といった強迫観念にも似た焦燥感に、母親たちは追われ続けている気がします。

子どもは追い詰められていないでしょうか。果たして母親は「子どものこころ」を分かってやれているでしょうか。

ひとりひとり、個性も能力も違う子どもをしっかりと受け止め、受け入れることがもっとも大切だと実感できる場が求められています。

保育園・幼稚園・公的機関・地域のコミュニティー、あるいは寺院が、互いに協力できる態勢をつくり、「子どものこころ」を守れる社会にすることが大切だと痛感しています。

インターネット情報に振り回されないで

インターネットに代表される情報通信の拡大により、私たちの生活は一変しようとしています。そこでは、情報量の多さと速さがもっとも要求されます。人と人との触れ合いであるはずの育児においてすら、その波が押し寄せているようです。

雑誌やテレビを見て、「うちの子は発育が遅れているのではないか」と心配になった経験がある親御さんも、多いのではないでしょうか。私たちは、「はやく大きくなれ」といった考えに追いつめられているような気がします。

早め早めの育児思考は「早期教育」につながっているようですが、ここで認識していただきたいことは、バイリンガルなどの言語能力やピアノなどの音楽能力の開発には早期教育が功を奏するかもしれませんが、複雑な社会の中で円滑な人間関係をつくって生きていくための能力は、一朝一夕《いっちょういっせき》にはできあがらないということです。

人間はけっしてひとりでは生きられません。社会の中で、伝統や文化に支えられてこそ、ひとりひとりのこころが生きてきます。その意味で、この人間らしさを表現する能力を育てること、社会性を育てることはひじょうに重要なのです。

そのためには特別な環境が必要なのではなく、社会・文化に応じた普通の環境の中で、ゆっくり時間をかけて、じっくり見守って育てることが大事なのです。「普通の」とは母親だけでなく、父親・兄弟や祖父母、いろいろな年代の友だち、ときには隣近所の人たちといった豊かな人間関係に囲まれた環境のことです。

ひと昔前の日本では当たり前だったのですが、現代では核家族化が進行し、また父親不在のため母子が癒着《ゆちゃく》し孤立している状態です。さらに、インターネットの普及により社会特有の伝統や文化・宗教が、古めかしく退屈なものとされる傾向も見られます。

今、日本の子育てはひじょうに危険な状況にあると言えます。これを打開するのはなかなか困難ですが、まず家族のあり方を見直すこと、とくに母親だけに子育ての責任を押しつけるのではなく、積極的に父親が参加することが大切だと考えます。

また地域社会の連帯を取り戻すこと、たとえばお年寄りがもっと社会に関わるような状況を生み出し、お寺や学校で地域の新しい触れ合いの場を作っていくことなどが考えられます。

こころとこころの通じ合う子育てには、さまざまな情報に振り回されることなく、伝統を見直し、社会全体で支え合い、社会とともに育まれることが必要なのです。

しつけに暴力はいらない

子どもを虐待するという、いたましい事件が、連日のように報道されています。全国の児童相談所が２００９年に対応した児童虐待の件数は４万４２１０件、２０１５年には10万３２６０件、２０１６年には12万２５７８件にのぼりました。

虐待のタイプは、①身体的虐待（殴る・蹴るなどの暴力など）、②ネグレクト：養育の放棄または怠慢（適切な衣食住の世話をせずに放置するなど）、③心理的虐待（無視・拒否的な態度、罵声《ばせい》をあびせるなど）、④性的虐待（性行為の強要など）、がありますが、実際には複数のタイプが重なっていることが多いとされています。

子どもへの虐待による事件が発覚したとき、当事者である親のほとんどはこう語っています。「しつけのつもりでやった」と。そこからは、自分たちがやっていたのは子どもをしつけるための体罰であり、「しつけ」ならば体罰という暴力も親には許される、という考えが見えてきます。

では、「しつけ」とは、いったい何なのでしょう。どんな体罰も許されるという「しつけ」など、ほんとうにあるのでしょうか。

数年前に娘にせがまれ、何十年かぶりで犬を飼うことになりました。久しぶりのことなので、犬の飼い方の本を数冊購入しました。どの本にも、犬の「しつけ」について詳しく書かれていたのですが、共通していた点は「絶対に暴力をふるってはいけない。言葉と態度で示すこと」ということでした。

犬ですら（こういう言い方は犬に失礼かもしれませんが）、「しつけ」に暴力は絶対禁止なのです。ましてや人間の子どもの「しつけ」に、暴力が許されていいはずがないではありませんか。

親や教師に愛情があれば「体罰」は許される、と言う人もいます。しかしここで注意しておかなければいけないことは、そのときほんとうに体罰という「暴力」が必要だったのか、ということです。

愛情からではなく、怒りという感情に流されて手が先に出てしまったのではないのか。まずひと呼吸おいて、毅然《きぜん》とした態度で接し、じっくりと言葉をかけてやれば子どもをさとすことは可能ではないのか、と考え直してほしいと思うのです。

「しつけ」という名目をかりた、また愛情という名をかりた体罰は、陰にこもりがちで、ますますエスカレートして虐待にまでいたる傾向があります。体罰や虐待は暴力行為であり、けっして許されるものではない、ということを、まずはっきりしておかなければなりません。

親は子を養育する立場にあるのですが、そのためかどうしても親子関係は、親＝強者・子＝弱者という上下関係におちいりがちです。だからこそ親たちに、子どもに対する暴力は絶対に許されない、という非暴力の精神を伝えなければいけないと思うのです。

子どもを虐待した親たちを、ただ責めればいいというものではありません。その虐待した親自身が、子どものころに虐待を受けていたというケースも、とても多いのです。

親から子への暴力の連鎖を、断ち切らなければなりません。

それが、社会の宝である子どもを守ることにつながるのです。

子どもの自由な想像を育もう

人間とは何か。人間を他者と区別するもっとも大きな特徴は何でしょうか。最近読んだ本（松沢哲郎『想像するちから』）に、とても興味深いことが書いてありました。

チンパンジーに、両目がない絵や輪郭のみの絵など、いろいろなバリエーションの似顔絵を与えると、なぐりがきをしたり、輪郭をなぞったりするのですが、3歳の人間の子どもに同じことをしたところ、そこに目を描き込んだというのです。チンパンジーは目の前にあるものをしっかり見て、絵を描くのですが、人間はそこにないものに思いをはせて、「おめめがないよ」と言う。そこが大きな違いなのだそうです。

一般的に、人間にもっとも近いと言われている動物のひとつがチンパンジーです。そんなチンパンジーと人間とを比べたとき、容姿や言葉を話す能力などの目に見えてわかる要素に加えて、想像力の有無が大きな違いと言えそうです。幼い子どもに絵を描かせると、ただの空の絵を描いていたはずなのに、勝手に虹を描き入れたりするなど、しばしば現実には存在しないものを描いたりもします。大人から見れば、そうした行動は子どもの何気ない遊びごころに思われがちです。

子どもが小学校に入学し、図画工作の授業が始まるようになると、与えられた対象を正確に模写するスケッチを教えられるようになり、現実には存在しないものを描くことは暗によからぬものとして扱われるようになってしまいます。しかし、現実には存在しないものを絵に描き入れるという子どもの行動は、人間としての重大な発達の一歩であると受け取ることもできます。

複雑化する現代の日本社会においては、人間はただ生活していくだけでもさまざまな能力を行使することを要求されます。学校などの、明確な規律が存在する場では、物事を深く考える前に、とにかく規律に従い与えられた課題を正確にこなす能力を求められ、人と人などの、明確な規律が存在しない関係のもとで、自然に相手を思いやる能力も求められます。

前者の「規律に従い与えられた課題を正確にこなす」能力は、保育園や幼稚園・小学校での初等教育を受けていくうちに、身につけられていくものです。しかし、後者の「自然に相手を思いやる」能力は、人間が生まれたときから身につけているものではありませんし、教育の場で教えてもらえるものでもありません。

相手は今どのような状況に置かれ、何を考えているのか。ただ目の前にあるものを見ているだけでは、相手の気持ちをくみとることはできません。さまざまな想像を重ねて初めて、人間としての思いやりは成立するのです。

大人は子どもに対しても、正確さや規律正しさを求めてしまいがちです。しかし、ときには子どもの自由な想像を育んでみることも必要なのです。

個性の大切さをとらえる子どもの視点

最近「スマート」ということばを頻繁《ひんぱん》に耳にするようになりました。スマートフォンは言うに及ばず、スマート家電やスマートハウス、スマートシティーと都市を形容する意味にも使われるようになっています。この場合「スマート」は「ハイテク（先端技術）」という意味で用いられていると考えられますが、世界中で広く流用するにつれ、時代の流れも加味され、このようなハイテクな機器を使いこなすことが恰好《かっこう》がよく、無駄がなく、手ぎわもよいことであり、行動様式も洗練されていると見なされるようになっています。

さらに物や道具だけでなく、人にも「スマート」を要求するようになっているとは言えないでしょうか。外見がすらりとして恰好がよいだけでなく、何事にも効率よく、無難にそつなくこなす人が優秀であり、社会にとって必要な人材であるという風潮になりつつあるように感じます。

さらに、この傾向が強くなると、要領は悪くても、こつこつと正確に仕事をこなす人や、一つのことを深く極めようとする人が軽視されがちなのが現代社会の状況といえましょう。しかし、本当にこのような社会でよいのでしょうか。

最近読んだ小学1年生の「おとうちゃんだいすき」という詩では、「おとうちゃんはカッコイイ、ぼくはおとうちゃんに似てるよね、大きくなるともっと似てくるかな、ぼくもおとうちゃんみたいにはげるといいなぁ」とうたっていました。

大好きなおとうちゃんがカッコイイのはなぜか？　普通の大人なら、カッコイイ＝スマート・ハンサム・おしゃれなどと思うでしょう。自然で純粋な子どもの見方はまったく違います。世の中の流行や大人の思い込みにまどわされるのではなく、自分の素直なこころと気持ちから、物事の本質をつかんでいるのではないでしょうか。

人間はそれぞれ他人とは比較不可能な個性、かけがえのないすばらしい個性を有しているのです。この小学1年生から、その個性を大切にし、恥ずかしがらずに表現することが、真の「カッコイイ」であるということを教えられた気がします。

画一化・均一化へ向かおうとしている現代社会に必要なことは、それぞれの個性を大切にする多様性ではないでしょうか。

今こそ私たち大人が、子どもの視点・見方を見直すことを求められていると思います。

自分の存在をまるごと受け止めてくれる人

春は、新しい出会いの季節です。とくに初めての保育園や幼稚園に入園する子どもたちにとっては、両親といつもいっしょにいる毎日から、まったく新しい環境に対応していくことになります。私たち大人が想像する以上に、子どもたちのこころにかかる負担は大きいものなのです。

そのようなたいへんなときに、子どもたちが頼りにするのは保育士さんであり、幼稚園の先生なのです。

私の娘も幼稚園の年少組に入園するとき、初めはひじょうに不安が強く、通園するのもたいへんでした。この、親にとっても子どもにとっても苦しい時期に、温かく見守り、そっと寄り添ってくれたのが幼稚園の先生でした。

その後、じょじょに娘の状態も落ち着き、幼稚園生活を楽しんでくれました。娘は目をキラキラ輝かせながら「パパもママも好きだけど、〇〇先生大好き！」と私たちに話してくれました。

子どもたちはその鋭い感受性で、自分のことを、プラスもマイナスも含めて、全部、丸ごと受け止め・受け入れてくれる人かどうかを感じ、察知することができるのでしょう。

それは、人が生きていくうえで、自分のネガティブな部分もそのまま受け止め・受け入れてくれたという経験が絶対に必要だからです。それがあって初めて、「自分はこの世にいていい存在である」という自尊感情が生まれ、生きていくうえでの土台となるのです。

その経験を与えてくれる人は多くの場合、両親や祖父母でしょう。それに加えて保育園や幼稚園で貴重な経験ができれば、子どもたちにとって大切な宝物となることでしょう。

遊びが人を育てていく

使役犬（しえきけん、working dog）ということばを耳にされたことはあるでしょうか。犬の多くはペットとして飼われていますが、特定の用途のために訓練されている犬のことを使役犬や職業犬と呼びます。そういった犬の中では、盲導犬・警察犬はご存じの方も多いでしょうが、最近、探知犬と呼ばれる犬の嗅覚《きゅうかく》を利用する使役犬が、さまざまな場面で活躍するようになりました。

そのひとつが麻薬探知犬です。犬の優れた嗅覚を利用して手荷物などから麻薬を探知して人に知らせる訓練が行なわれた犬です。日本では、国内への麻薬持ち込み阻止を目的として、税関で用いられています。しかし最初からすぐ麻薬を探知できるわけではありません。

まず、タオルを強く巻いたもの（ダミーと呼びます）を見つけるとほめてあげる、ということから始めます。訓練者は犬とダミーの引っ張り合いなどをして、遊んであげるのです。この「遊び」が、麻薬探知犬にとって何よりも楽しくうれしい、ごほうびなのです。

その次の段階で麻薬の入った袋とダミーを結びつけ、遊んであげることで、ダミーと麻薬の臭いを関連づけて覚えるようになり、麻薬を隠すと、その臭いのあるところにダミーがあると思い、一生懸命探すようになるのです。

いくら人間よりはるかに優れた嗅覚を持っているからといって、犬はすぐ人の思いどおりに動くとは限りません。「遊び」を通した犬と人との信頼関係があってこそ、犬はその使命を果たしてくれるのです。

この「遊び」の重要性は犬だけのものではなく、人間にとっても同じとは言えないでしょうか。

「遊び」というと「勉強」や「仕事」の反対の意味でとらえられ、非生産的でネガティブな印象を持たれがちです。子どもに関してもよく勉強する子は「良い子」とほめられますが、よく遊んだからといって、「いっぱい遊んでえらかったね」とほめられることはほとんどないでしょう。しかし、子どものころに夢中になって遊んだ経験が、人の土台を築いていると言ったら、言いすぎでしょうか。

「遊び」や「遊ぶ」という言葉は実は仏教から起因しています。幼稚園や保育園で行われる「遊戯（ゆうぎ）」はもともと「遊戯（ゆげ）」といい、菩薩《ぼさつ》の自由自在な活動のことで、仏の境地に徹して人を導き、それによって自らも喜び楽しむということなのです。

すなわち「遊び」とは、人間本来のあり方に帰ることを意味しているのかも知れません。「遊び」についてもう一度見直すことが、私たち大人に求められているように思われます。

スポーツから教えられること

2016年スポーツ界最大の話題は、リオデジャネイロ・オリンピックの開催であったことは間違いないでしょう。日本選手の大活躍もあり、日本中が大いに盛り上がったことは記憶に新しいところです。

その盛り上がりの中で、私にとって少し気になる光景がありました。それは金メダルを逃した選手が謝罪しているシーンでした。勝負は時の運というとおり、スポーツの試合に「絶対」ということはあり得ません。本人の体調、競技場などの試合環境、何より相手の状況によって勝負の結果はめまぐるしく変わることが普通でしょう。それに対して日本選手、あるいは日本チーム、日本のマスコミはどうしてこれほど金メダルに固執するのでしょうか。

一方世界最大の競泳大国である米国チームは、メダルの獲得目標を公表しないそうです。オリンピック4大会に出場して通算23個もの金メダルを獲得したマイケル・フェルプスすら、メダルの色や個数を個人の目標として語ったことはないのです。

その理由を米専門誌「スイミングワールド」の編集長はこう述べています。「ここ一番で最高のパフォーマンスを発揮する考え方を、ジュニア時代から教え込まれているからであり、その考え方とは自らコントロールできることに意識を集中するというものだ。相手によって結果が変わり、自分でコントロールできないメダルの数や色が個人の目標の一番目に意識されたときは、もっとも大切な競技力が落ちる可能性がある」と。

このように超一流のアスリートは、「自分にコントロールできることと、できないことを分け、コントロールできないことは意識せず、自らコントロールできることに意識を集中する」ということを実践しています。

しかし、このことの重要性は、スポーツに限らないのではないでしょうか。子育てや教育の場では、時に親や教師が子どもたちを、大人の自分が良かれと思う方向に変えようと、必死に努力している姿を見かけることがあります。しかしそれは、うまくいかないことが多いように思います。

大人が子どもを自分の思うようにコントロールすることは、元来、不可能なのではないでしょうか。もしそれを無理矢理やろうとすれば、大人が子どもを支配せざるを得なくなります。それは子育てや教育とは、まったくかけ離れた状況といえましょう。

子育てや教育の現場で重要なことは、まず私たち大人ができることを明確にすることです。子どもが自ら成長できるよう、適切な環境を整え、温かく見守ることが必要でしょう。

また「親の背を見て子は育つ」、また「子は親を映す鏡」ということわざのとおり、私たち大人がまず、襟《えり》を正し、時代や社会に流されることのない、一生懸命に生きている姿を子どもに見せることが大切なのだと思います。

親子の共感

うららかな春の訪れは、旅立ちの季節の訪れでもあります。子どもたちは期待と不安で胸いっぱいになりながら、新しい世界へと一歩を踏み出していきます。親は子の成長に喜びを感じつつも、子どもが自分の手元から少しずつ離れていく寂しげな思いを感じずにはおられません。

いろいろなことを親に話していた子どもたちが、いつのまにか何を尋ねてもぶっきらぼうな返事しかせず、自分の部屋に閉じこもるようになっていきます。親の方は意思の疎通もとれず「これで大丈夫か？」と不安になりことが多くなります。

会話がほとんどなくなった子どもとようやく話ができたと思ったら、ささいなことで口げんかとなる。つい「せっかくお前を産んで、苦労して育ててやったのに」と口走ってしまい、子どもからは「産んでくれなどと頼んだおぼえはない」などと言い返され、親子関係がいっそう険悪になったりもします。

垂直の親子関係

最近よく耳にする「親殺し」「子殺し」は、さまざまな要因が複雑にからみあって発生すると考えられ、親子関係の不具合が原因だとは単純に言い切れません。しかし、そのきっかけはちょっとした親子間のコミュニケーション不足であったり、親子関係のきしみであったりします。

私たちは、さまざまな人間関係のなかで生きています。夫婦関係・友達関係・恋人関係・仕事関係・近隣関係など、人とのかかわりなしには1日たりとも生きることはできません。なかでも私たちにとって親子関係は、もっとも基本的で重要な関係であるといえます。

しかし、最近この親子関係がゆらいでいます。子どもとの接し方に悩んでいる親が多いのです。そういう方の話を詳しく聴いてみると、「親として、子どものために、できる限りの愛情とお金も注いできたのに、ちょっときつくしかっただけで、口もきいてくれなくなった」などとぐちをこぼされたりします。

そうした親の想いの根底には、「親がいるからこそ、子どもはこの世に生まれ、生きることができる。親は子どもよりも偉い」といった、親子関係を上下関係でとらえる傲慢《ごうまん》な考えが潜んでいるように、私には思えます。

このような親子関係を「垂直の親子関係」と、私はよんでいます。

「親が子どもに何かをしてあげる」「子どもは親に何かをしてもらう」といった一方的な関係です。これがエスカレートすれば、支配者と被支配者といった関係になりかねません。

最近、大きな社会問題になっている「子どもの虐待」も、親が子を育てるからには、子どもを支配していいのだ、という誤った認識が親のこころのなかに潜んでいるからなのではないでしょうか。もちろん、こうした考えは大間違いです。支配関係からは、温かな思いやりも感謝のこころも生まれません。暴力と憎しみが増幅するだけです。

このような親子関係は、一般的な、普通の親子関係にも見えるのですが、じつは大きな危険性をはらんでいるのです。この危険性から脱するためには、違った考え方が必要です。

水平の親子関係

「育児とは、育自でもあります。親は子ども（児）を育てるだけでなく、子どもによって親（自身）も育てられるのです」と、ある講演会で聴いたことがあります。

考えてみれば、大人になれば必ず親になるというものではありません。大人になって子どもが生まれて、初めて親になるのです。親がいるから子どもが生まれるのではなく、子どもが生まれたから親になるのです。親が先で子どもは後ではなく、親と子は同時に成立するのです。

このように、親と子は同年齢（同等）と考える関係性を、「水平の親子関係」と私は呼んでいます。

親と子は同年齢であり、いっしょに成長していく、と考えるためには、人である親が「自分は未熟である」と認識する必要があります。

親は未熟だからこそ、できるだけ子どもと同じ目線を保とうとし、子どもの立場に立とうとするのです。未熟だからこそ、子どものこころの痛みを分かち合うとするのです。未熟だからこそ、精いっぱい努力して生きようとするのです。

何人子どもが生まれても、それぞれの子どもと自分は同年齢であるという気持ちで子どもに接することが、ひとりひとりまったく違う個性をもった子どもたちの成長に、大きな支えになると思うのです。

「水平の親子関係」からは、親子の共感が生まれると私は思っています。

親子関係のみならず、すべての人間関係においても、お互いに尊重しあい、共感が生まれる関係を築いていきたいものです。

人と人とのあいだで、生きる

本当に大切なもの

音楽の世界では、コンパクトディスク（ＣＤ）がレコードに取って代わってずいぶんたちました。レコードに比べ、ＣＤは音が鮮明で、小さくて持ち運びにも便利ということで急速に普及したのです。

ところが最近、レコードが見直されてきています。ＣＤは容量を節約するため、人の耳には聞こえない高周波の音をカットしているそうです。しかし、人の耳には聞こえないからといって高周波の音が無用の長物でしょうか。

最近の研究で、高周波成分の音があると、まろやかで柔らかな音になることが分かりました。さらに、その音を聞くと人がリラックスした時に出現するといわれる脳波のα《アルファ》波が、より増えることも明らかにされたのです。人の耳には聞こえないはずの音が、人の脳やさらにこころまでにも重要な役割を果たしているのです。

現代の私たちは見えるもの・聞こえるものだけに価値を見いだし、見えないもの・聞こえないものを無視してきたと言えるかもしれません。しかし逆に、見えないもの・聞こえないものが、見えるもの・聞こえるものを支えていることが真実であるとも言えないでしょうか。

金子みすゞさんは「星とたんぽぽ」という詩で、「昼のお星は眼に見えぬ。／見えぬけれどもあるんだよ、／見えぬものでもあるんだよ。」とうたっています。初めてこの詩を読んだとき、金子さんの鋭く深く、しかもあたたかい、やさしいまなざしに心を強く動かされました。「見える世界」と「見えない世界」の深いつながりを教えられた気がしました。

光と闇、生と死、喜びと悲しみ、そういうものは、お互い対立するものでなくて、本当は両者一体のものであることを改めて気づかされた気がします。本当に大切なものは何なのかと、日々の生活の中で自分自身に問い続けていくことが、現代の私たちにこそ必要だと思うのです。

情報社会の中で

以前、「納豆ダイエット」の効果を報じたテレビ番組で偽装問題がありました。番組を制作したテレビ会社は厳しく批判され、その番組はただちに放送中止となりました。ニュース番組では「信じていたのに……」と憤る人たちを映していましたが、私はその光景を見ながら少し腑に落ちないものを感じていました。

日本中を席巻《せっけん》している「健康食品ブーム」は、ごく最近の現象というわけではありません。1995年には「ココア」の大ブームが起こり、スーパーの店頭でココアが売り切れるほどでした。その後も「ブルーベリー」「赤ワイン」「にがり」「寒天」といったように入れ代わり立ち代わりメディアで話題になる食品が登場してきました。

そのどれもが「この食品を摂取すればこういった体に良い効果があります」という、うたい文句をかかげ、そのキャッチフレーズが庶民の心を捉え流行していくということが繰り返されてきました。

食べ物が健康や病気に与える影響を過大に評価することは「フードファディズム（食の流行かぶれ）」と呼ばれ、欧米ではこれに振り回されないよう警鐘を鳴らしていますが、日本ではまだ十分ではないようです。よく考えてみれば、健康を保ち病気を防ぐのに、ある特定の食品を食べているだけでよいはずがありません。

以前、私が外来で診ていたある糖尿病の女性患者さんの話ですが、ある時点から血糖値が急激に上昇し、同時に肝機能の数値も悪化していったのです。私は最初その原因が分からずに悩んでいましたが、「最近、食生活で何か変わったことはありませんか」と尋ねたところ、「テレビで○○さんが赤ワインは体に良いと言っていたので、お酒は苦手なのですが、毎晩赤ワインを飲んでいるのです」と打ち明けてくださいました。飲めないアルコールを無理して飲めば、糖尿病にも肝臓にも悪影響となるのは当然のことです。

人間のからだやこころはたいへん複雑で精緻《せいち》なものであり、環境や遺伝といったさまざまな要因から影響を受けています。私たちのからだやこころは、人それぞれ複雑なプロセスを経て、病気にもなれば健康にもなるのです。

ところが、複雑なプロセスに思いを寄せることなく、まず結果や結論を要求し、「この食べ物を食べれば健康になる」という情報におどらされてしまう人たちが、なんと多いことでしょうか。真の健康を得るためには、「バランスの取れた食生活」と「適度な運動」といった、地道な日々の積み重ねがもっとも大切なのです。

あせって結果や結論だけを求めるのではなく、それにいたるプロセスを大切にする生活を送りたいものです。そのためにも情報化社会の中、「これでほんとうにいいのか……」と立ち止まり、世の中の出来事や情報をじっくりと見つめ直す習慣をもつことが、必要なのだと思います。

生きる意味は必要ない、生きる意志があるだけで大丈夫

2011年は、火山の噴火・地震・台風と自然災害が吹き荒れた年でした。とくに3月11日に発生した東日本大震災は、死亡者が1万5800人・行方不明者が2500人を超える、かつてない甚大な被害をもたらしました。子ども

たちもこの大震災の犠牲となり、死亡・行方不明となった数は650人を超えました。

家族や友人のように近しい人・親しい人が亡くなると、私たちは大きな衝撃を受け、嘆き悲しみます。その人が亡くなったことを簡単に受け入れることができません。とくに今回の大震災のようにわが子を突然奪われた家族は、子の死を受け入れるどころか、自分たちが今をどう生きればよいのか、途方に暮れていらっしゃるのではないでしょうか。

大阪教育大付属池田小学校で児童8人が殺傷された事件が起こって十数年たちますが、あの事件の遺族の方が、東日本の遺族の方に伝えたい思いを語られた新聞記事を、要約してご紹介したいと思います。

この遺族の方は、事件で娘さんを亡くされて、ご自身も罪悪感を持ってしまい、生きる意味を一生懸命さがしたそうです。愛する人を失うと、光をなくしたような感覚になって、どこを探してもその光は見つからない、だけど、その光はじつは自分のなかにあることに気づいた、といいます。苦しみや悲しみから逃げないで、それと向きあっていると、いつのまにか光がすこしずつ大きくなって、顔をあげられるようになる。だから今、自分の光を見失っていても、大丈夫。「生きる意味というのは必要ない、生きる意志があるだけで大丈夫」と、思うようになったのだそうです。

医療や教育の現場で、若者から、「自分が何のために生きているのかが分からない。自分にとって生きる意味とは何なのだろうか」と問われることがあります。経済的にも恵まれ、安定した日本の社会の下で、若者は自分探しの一環として「生きる意味」を追い求めているのかもしれません。しかし今回の大震災のような極限状態の中で、人は生きる意味を追うことではなく、ただひたすら生きることの大切さに気づかされるでしょう。

人の死、とくに大切な家族の死を受け入れることほど、大変な作業はありません。しかし最終的にはひとりでその現実を受け止めなければならないのです。でも、人はけっしてひとりで生きているわけではありません。人と人とのつながり、絆はきっとひとりひとりを支えてくれる力となることと思います。

いのちあるものをありがたくいただく

「和食・日本人の伝統的な食文化」が、２０１３年12月にユネスコの無形文化遺産に登録されました。２０２０年の東京オリンピックの招致が成功したことと合わせて、日本中で大いに盛り上がり、年末を飾る嬉しい知らせとなりました。私自身、どちらかというと洋食より和食の方が好みで、その和食が世界で認められたことで、何か誇らしい気分にひたりました。

この無形文化遺産への登録は、日本の食文化の継承に危機感を覚えた京料理の関係者が発案されたようですが、登録に積極的な役割を果たしたのは農林水産省であり、そこには国産食の輸出拡大を目指す思惑も見え隠れします。たしかに、現在の日本の農業はグローバル化の波に飲み込まれ、危機的状況にあります。日本の農業を守るためにさまざまな施策を講じることは必要でしょう。

しかし今回の無形文化遺産といった文化の問題と経済とは、ある程度区別して考えるべきではないでしょうか。経済が発展するには、新しいものを生み出し、できるだけ早く流通させることが重要であり、そのためには効率化が必須となります。一方、文化にとって大切なことは、それを維持し継承することであり、効率化とは無縁の営みが要求されます。とくに食文化は、「食」という人間の最も根本的な本能・欲求がその土台にあることに加え、日本人の伝統的な精神や心と密接に関連しているといえます。

私が住職をしている寺では、11月の報恩講《ほうおんこう》の日の早朝に門徒さんと一緒に、いわゆるお斎《とき》をいただくのが恒例です。門徒さんが前日から用意してくださる「かぶらの味噌汁」と、各家庭から持ち寄る漬物とごはんだけの質素な食事を、晩秋の寒い朝に、本堂で並んでいただくのですが、幼いころはそれがつらくて、正直いやで仕方ありませんでした。

ところが年齢をかさねるにつれて、気持ちが変化してきました。作ってくださる門徒さんによって微妙に違う味噌汁と漬物の味が少しわかるようになり、家族だけでなく門徒さんたちと一緒に談笑しながら食べることに新鮮さを感じるようになりました。

皆で正信偈《しょうしんげ》（親鸞聖人が浄土真宗の教義の要をまとめた「正信念仏偈」のことで、日常の勤行のみならず、葬儀やその他の法要でも唱えられる）をお勤めしてから、門徒さん手作りの旬のかぶらのお味噌汁とお漬物をいただいていると、食べることへの感謝やありがたみが自然に心の中にわきあがる気がします。

伝統的な「一汁三菜」のような和食は、日本人の生活環境や習慣の変化により、そのままの形で維持していくことは困難になってきています。しかし食べ物を単なる食材とみるのではなく、「いのちあるものをありがたくいただく」という日本人の心を忘れないことが、和食という日本人の伝統的な食文化を継承していくうえで、もっとも大切なことなのだと私は思っています。

自分が楽に生きられる場所を求めていいのです

新緑も目に鮮やかな5月。4月に大学生や社会人として新たなスタートを切られた人にとっては、胸おどる季節といえるでしょう。しかし、なかには身体や心の変調を訴える、いわゆる「五月病」で苦しむ人も少なくありません。

五月病とは、医学的には「適応障害」という症状と考えられ、まじめな仕事人間タイプの人がかかることが多いようです。このタイプの人は、困難にぶつかったとき、逃げてはならないと考えてしまいがちです。また困難から逃げ腰になってしまったとき、どうしてもっとちゃんとやれないんだ、と思ってしまうこともあるようです。

もちろん、ぶつかった困難に立ち向かい、それを乗り越えていくことは悪いことではありません。しかし、もしその困難にぶつかったときに無理に立ち向かったせいで、自分を見失ってしまったりしては元も子もありません。

「自分が楽に生きられる場所を求めたからといって、後ろめたく思う必要はありませんよ。サボテンは水の中に生える必要はないし、蓮の花は空中には咲かない。シロクマがハワイより北極で生きるほうを選んだからと言って、誰がシロクマを責めますか」（梨木香歩『西の魔女が死んだ』より）

この言葉のように、生き物にはそれぞれ生きることに適した場所があるのです。元はといえば私たち人間にも、アフリカから世界中に広がっていき、そこから住む土地に適したものとして進化を遂げたという背景があります。

今の世の中では科学の発展が進み、人間は世界中のどこであっても生きていけるようになりました。しかし人間の内面は必ずしも同じというわけではなく、人はさまざまな個性を持っていて、その中には当然向き不向きもあります。

現代社会では、働く場において何事にも明るく前向きで、積極的に生きていく人材を求めがちであり、それが人を評価する最大のポイントとなっている場合も少なくありません。しかし、人間はそれほど単一的なものではなく、多面的な存在なのです。人を一元化して評価を下すような風潮が強まる中において、若者は自分を見失い、自分にないものを求める社会に対して劣等感を抱き、自分から目を背けるようになりがちです。

ここでアメリカの作家、ヘミングウェイの言葉を紹介しましょう。

「あちこち旅をしてまわっても、自分から逃げることはできない」

自分を取り巻くさまざまな困難から逃げることはできるかもしれませんが、自分から逃げることは不可能なのです。自分から逃げ出そうとしてしまう前に、困難から逃げるということも、ときには必要でしょう。そして、そういった選択肢を持つことが大切であるように思います。

私たちは人生の先輩として、新たな生活に身を投じようとする若者を表面的に理解するだけなく、それぞれの個性を理解し合い、生かすことができる環境づくりをする必要があるのです。

柔らかな心をもって、しなやかに生きる

私が現在勤務している大学では、医療人、とくに看護師・保健師を養成することを目的としています。今後急激に高齢化が進行する社会で求められる医療人になるためには、高い人間性を養うことが必要になってきます。そこで新たな教育スローガンを掲げることにしました。

それは、「強い信念と柔らかな心」です。「強い信念」とは国家試験に合格して必ず看護師・保健師になるという強い気持ちであり、同時に学生時代のみならず、生涯にわたり確かな知識と技術の習得を怠らないという強い思いのことを意味しています。

もう一つの「柔らかな心」とは、自己中心的に物事を考えるのではなく、相手の声に耳を傾け、そしてその心に思いを馳《は》せることができる柔軟性を持った

心のことです。

以前、ある肺がん患者さんを担当したことがありました。本人と家族に肺がんであることを告げ、十分納得してもらったうえで化学療法と放射線療法の治療を行ないました。がん治療では、一般的に患者さんに「がんばれ」と鼓舞しすぎないようにと言われています。ところがその患者さんが言われることには、治療のさいに「がんばれ、がんばれと励ましてほしかった」と思われたそうです。このようにがん患者さんの中には、「がんと闘うのだ！」とエネルギーに満ちあふれている人もおられます。

しかし私たちは、患者さんはひとりひとり違う個性のある存在であると考えることができず、ややもすると患者さんはこういうものだとレッテルを貼り、画一的な見方しかできなくなりがちです。

そうならないために、患者さんひとりひとりとしっかり向き合い、患者さんや家族の気持ちを察することのできる、柔らかな心を養うことが大切です。

それは一朝一夕《いっちょういっせき》にできることではありませんが、人生を通してさまざまな出会いや、いろいろな経験を積むことにより、じょじょに実を結ぶのだと思います。

「仏説無量寿経《むりょうじゅきょう》」のなかに出てくる文言《もんごん》で、「身心柔軟」ということばがあります。文字どおり、身も心も柔らかいという意味です。心が柔軟であれば、自分と考えを異にする意見や新しい変化も受け止めることができます。心が折れてしまいそうなつらいときでも、大きな壁にぶち当たったときでも、柔らかな心を持っていれば、考え方を変えてしなやかに乗り越えられるのではないでしょうか。

「柔らかな心」を養うこと、それこそ、医療や看護のみならず、社会の中でつながりを持って生きる私たち、皆に必要なのだと思います。

アクセルとブレーキのバランスをうまくとる

最近の科学技術の発達にはめざましいものがあり、車でいえばアクセルをどんどん踏んでいる状態といえるでしょう。しかし車にはアクセルだけでなく、必ずブレーキが必要です。アクセルとブレーキがうまくバランスをとることで、車は安全に運転できます。

もしアクセルだけしか働かない車があったとすれば、それは暴走する凶器といえるでしょう。反対にブレーキしか働かなければ、車は動きません。

じつは人間の身体も、相異なるふたつのはたらきを持つシステムで動いているのです。このシステムを、自律神経系といいます。

アクセル役の交感神経と、ブレーキ役の副交感神経が、お互いにバランスをとって働いています。このバランスが破綻《はたん》すると、人はさまざまな病気を発症するのです。

科学技術の進歩のおかげで、私たち現代人は快適で便利な生活を送っていま す。しかし反面、環境破壊・戦争・新たな感染症といった、危機的状況に直面しているのも事実です。このような時代だからこそ、宗教が科学技術の暴走をくい止めるといった、積極的なブレーキの役割を果たすことが望まれていると、私は思っています。

共にあり共に生きることの大切さを見つめ直す

古来より、日本人は四季のうつろいやその素晴らしさを、和歌や俳句にうたいこめ、また随筆などに書きしるしてきました。そのなかでも、「春」と「秋」は両横綱ともいえる存在であり、もし春が好きな人と秋が好きな人を調べたら、以前であればまったくの互角だったのではないでしょうか。

しかし最近、とくに若い人に「秋の方が好き」と答える方が多くなっています。これにははっきりとした要因があって、それは、花粉症です。春に発症する「スギ花粉症」には、じつに日本人の4人に1人が苦しんでおり、高齢者や小児にも発症する人が急増しています。かくいう私も患者のひとりで、せっかくの花見もままならないありさまです。

スギ花粉症患者がこれほど増加することになった原因にはいろいろあるのですが、最大の理由としては大量のスギ花粉が飛散していることにあります。しかし、だからといって、スギ花粉があるところでは必ず花粉症が発症する、というものでもありません。そこには、アレルギーという現象が存在するからです。

医学的に「アレルギー」とは、体内に入ってきた異物（抗原）を体の外へ出そうとする、一種の生体防御反応です。このアレルギー反応はすべての人に起こるのではなく、侵入してきた異物に過剰に反応する人に起こりやすく、その結果起こる病気をアレルギー性疾患といい、花粉症もそのひとつなのです。

アレルギーは生体防御反応ですから、ほどほどであるならば免疫力や抵抗力が強いともいえるのですが、それが度を超すと、自分自身の身体を傷つけてしまうことにもなってしまうのです。人には無害ともいえる、花粉や食物に対して起こるアレルギー。そこには、周囲の環境に対する強い過敏性・不寛容、そして共存関係に対する拒否・排除もみられるのです。

人は、いや生物はすべて、からだの中でも外でもいろいろなものと共存・共生して、初めて生きることができるものなのです。人も、体内では腸内細菌などさまざまな菌と共生し、外ではさまざまな動植物や人どうしと共存して生きているのです。その共存・共生関係を否定するようなアレルギー性疾患が急増していることに、不安を禁じ得ません。

私たちはよく「他者との共存」「自然との共生」といったように、共存・共生という言葉を使いますが、自分自身のからだが共存・共生関係にほど遠い状態で、コントロール不能におちいっている今、他者や自然について偉そうに話すこともおこがましい気さえします。

このような時代だからこそ、親鸞聖人のおことばが胸に深く染み入ってきます。

一切《いっさい》の有情《うじょう》はみなもつて世々《せせ》生々《しょうじょう》の父母《ぶも》・兄弟《きょうだい》なり。（歎異抄《たんにしょう》・第5条）

生きとし生けるものはすべて、強いきずなで結ばれており、すべての生き物のいのちの尊さと、お互いに共存・共生することの大切さを、親鸞聖人は私たちに示してくださったのです。

科学技術の発達によって、私たちは昔に比べはるかに快適で満足のいく生活を送っていると考えられます。しかしその反面、アレルギーの急増や環境破壊といった、共存・共生関係の崩壊も、目の当たりにしています。

今こそ親鸞聖人の御心に立ち返って、共にあり共に生きることについて、もう一度深く見つめ直す必要があると、私は強く感じるのです。

自殺をほのめかす「サイン」に気づいてください

1998年の年間自殺者数は3万2863人で、初めて3万人を超えました。その後も10年以上3万人を超えていましたが、2009年以降減少をつづけ、2016年には2万1897人となりました。それでもこの数は欧米諸国と比較するとひじょうに多く、いまだ日本は「自殺大国」といえるかもしれません。

1972年の自殺者数は約1万7000人で、交通事故死者数とほぼ同じだったのですが、現在の自殺者数は2万人を超え、4000人以下にまで減った交通事故死者数の5倍以上となっています。

技術の進歩による自動車の安全性の向上や法律の改正、また歩行者の安全を優先した道路事情の改善などといった外的な要因で、交通事故死者数は激減したのですが、一方で、人間の内面の問題である自殺者数が増加していることに、大きな危惧を抱かざるを得ません。

戦後、日本はめざましい経済発展をとげ、私たちのまわりには物があふれています。しかし物が豊かになった一方、人のこころはどうでしょうか。日本では毎日60人もの人が自ら命を絶っていることを考えれば、これはこころの緊急事態・異常事態であり、こころの戦争が起きているといっても過言ではありません。

それなのに、社会全体で自殺防止に立ち向かおうとする機運は、必ずしも高まっているとは思えません。それどころか、自殺した人に対して、「こころの弱い人だ」「命を粗末にした」などと、死者をむち打つようなことを言ったり、その家族に対していわれのない差別をしたりするケースも少なくありません。

ある精神科医は、自殺するという決意が１００％固まっている人にはひとりとして出会ったことがない、と言っています。また同じ医師は、自殺の危険性の高い人には、「死んでしまいたい」という気持ちと、「この苦しみを止めてほしい、もう一度生きたい」という、相反する気持ちとが最後まで激しく揺れ動いているのだ、とも話されています。

世間一般では、「自殺しようとしている人を止めることはできない」といった見方もあるようですが、実際はそうではなく、自殺を考えている人はなんらかの「サイン」を出していることが多く、それに気づけば自殺をくい止めることができることもあるのです。

そのサインは、言葉だけでなく、生活態度や日常行動の変化、あるいはなんとなくいつもと雰囲気が違うといった、微妙なケースもあります。それを察知するのはひじょうにむずかしい場合が多いのですが、当事者は、家族や親しい友人に、「自分の悩み・苦しみを聞いてほしい、わかってほしい」と、自分で意識していないにかかわらず、こころの奥底で願っているのです。

小さないのちに大きな願いがかけられている

日本では、なぜこんなに自殺者が増加してしまったのでしょうか。そこには、人間そのものを問題とせざるを得ないような病理がひそんでいるとは言えないでしょうか。

人がもっとも苦しいことは、病気や貧しさではなく、自分が誰からも必要とされていないと感じることだといいます。自分に対して周囲の人がまったく無関心でいると、人は絶望するものなのです。自分のことを理解してほしいと願うこころと、周囲の無関心とのギャップが、「死んでしまいたい」という気持ちにかりたてるのかもしれません。

そのようなときにこそ、見守り・寄り添うことが、もっとも必要とされているのです。

私の知り合いの35歳の青年の話ですが、彼は25歳のとき、ある事情で思い悩み、自らのいのちを絶とうと考えるまで追い詰められていたそうです。彼は実家から遠く離れて生活していたので、最後に母親の声が聞きたくなって、電話をかけました。最初はたわいのない話をしていたのですが、短い沈黙の後、彼はぼそっと「ぼくが生まれたとき、どう思った?」と尋ねたのだそうです。

彼の母も、突然息子が電話をしてきて、何か様子が変だと感じていたのでしょう。少し間を置き、優しい声で、しかしきっぱりと、「やっと会えたね。この子のためなら、自分のいのちは捨てられる。そう思った」と答えたのです。

電話を切った後、彼は胸が詰まり、涙があふれて止まらなかったそうです。生まれたときから、いや生まれる前から、自分に願いや思いがかけられていることに気づかされ、ありがたいと思うと同時に、申し訳ないという気持ちがこみあげてきた、と語ってくれました。

私は、彼の母の対応にも感動しました。親はついつい、わが子のことを自分の所有物のように思ってしまうことが多いようです。しかし子どもは、親の身体を通って来はしますが、けっして親ひとりのものではなく、いのちの恵みであり、授かりものなのです。

彼の母は、息子との出会いを感謝し、喜び、子どものいのちを限りなく大切に思っているのです。私たちはみんな、このような願いや思いのおかげで生まれ、成長できたのだと、いえるのではないでしょうか。

すべてのいのちには、時空を超えた願いがこめられているからこそ、遠い過去からいのちは綿々と伝えられ、そして今ここに存在していると思うのです。

「小さないのちに大きな願いがかけられていることにめざめるとき、いのちの重さと尊さにうなずくことができるのです」と、浄土真宗本願寺派の勧学である中西智海先生はおっしゃっています。

このすばらしい教えを、思い悩む人に伝えることができれば、と感じます。また青年の母のように、からだは遠く離れていても、こころを通わせ、見守り、寄り添うことができれば、と思うのです。

医師として僧侶として、生きる

こころをつなぐことば

春の病院風景から日本の医療の問題点も垣間見えて

一日中病院のなかで働いている私たち医師は、なかなか自然の移ろいを肌で感じることはできませんが、ある変化から「春が近づいてきたな」と感じ取ることがあります。それは、患者さんたちの身体や病気の変化なのです。

みなさんは、人が病気にかかりやすい季節は夏と冬だと、思っておられるのではないでしょうか。たしかに、真夏日や熱帯夜のつづく厳しい暑さの夏や、こごえるような寒さのつづく冬には、病気が発生しやすいといえるでしょう。ただ、一般的に行楽日和《こうらくびより》のよい季節と思われている春・秋に病人が少ないかといえば、けっしてそうではないのです。

とくに春の初めは、インフルエンザの流行に始まり、花粉症や気管支ぜんそくといったアレルギー性の病人が急増する季節なのです。夏や冬のように、一日中暑いか寒いかはっきりしている季節は、じつは人間のからだも順応しやすいのです。ところが、春のように朝晩と昼間との気温差が激しいと、からだが順応できなくて、アレルギー性の病人が急増するのだろうと考えられているのです。

そうしたわけで春先には、病院の外来はごった返してきます。子どもからお年寄りまで、いろいろな年代の人たちであふれます。当然、患者さんたちの待ち時間は、長くなります。

「診察の順番、まだですか？」

「もう何時間も待ってるんですよ」

そんなふうな怒声にも似た、患者さんの悲痛な声が聞こえることもあります。

私たち医師も、休むひまなく必死になって診察を続けますが、物理的にも時間的にも制約がありますから、時間内に診察をこなすことはじょじょにできなくなります。そのうち肉体的・精神的に疲れが出始め、患者さんから、

「先生、ずいぶん長く待ったんですよ」

と言われると、

「今日は患者さんが多いから、しかたがないんですよ」

などと無愛想にこたえてしまい、患者さんとの雰囲気が険悪な感じになってしまうこともありました。

日本の医療状況は、「3時間待ちの3分診察」などと揶揄《やゆ》されることがあります。アメリカでは患者さんひとりひとりを丁寧に診察するのに、日本では待たせたあげくろくに診察もしないなどとも言われます。しかし、これは大きな誤解なのです。

アメリカでは午前中3時間に、数名の患者さんしか診察しません。日本では

3時間で30人以上の患者さんを診察することもまれではないのです。アメリカと違って、日本には国民皆保険制度があって比較的安価で病院にかかれることや、患者さんの病院志向などが混雑の原因と考えられます。

とはいえ、いずれにせよ医療側も患者さん側も、十分満足できる状況ではありません。この状況を打開するには、医療・保健構造の改革といった大掛かりな対策が必要かもしれません。

雰囲気を変える「ごめんなさい」のひとこと

こうした状況を変えるのにもっとも簡単で、すぐに実行できる方法があります。それは、「あやまる」ことです。

ある春の診察中、糖尿病患者の専門外来を診ていたときの話です。インフルエンザや花粉症などの予約外の患者さんがひじょうに多く、予約患者さんですら2時間近く待たされていました。

ある予約の患者さんが、

「先生、たいへんですね」

と、声をかけてくださいました。私も、

「すみません、長いあいだお待たせしました」

と、返事をしました。

その会話で、あわただしく騒々しかった診察室の雰囲気が一変しました。温かく、落ち着いた空気が流れ出したのです。こわばっていた私の表情もやや柔らかくなり、診察もなごやかに進みました。

外来の患者さんが多すぎて、待ち時間が長くなるのは、医師だけの責任ではありません。しかし、長時間待たされて、いちばんつらいのは患者さんなのです。

「すみません」

「ごめんなさい」
「申し訳ありません」

日本語の謝罪の言葉は、とても美しく、人のこころをつなぐ、不思議な言葉です。しかし、残念なことに、仕事の現場だけでなく、教育現場や家庭内でも、この美しい言葉が使われなくなっています。

自分を主張しないと損だとばかりに、損得関係だけに目を向け、自分のからに閉じこもり、強がり、相手を責めてばかりいるのが現代社会だとはいえないでしょうか。

私たち人間は、大きなつながりのなかで生きています。けっしてひとりだけで生きることはできません。そのつながりのなかで私たちは、意識しているいないにかかわらず、必ず人を傷つけているのです。自分だけは絶対に人を傷つけない、あるいは人から傷つけられたくないと思っていても、それは不可能なのです。

だからこそ、みなさんも気づいたら、「すみません」「ごめんなさい」と言ってみませんか。きっと人とのこころが通いあう、おだやかで親密な関係が生まれることでしょう。

いのちの行く末

80歳の門徒さんの死にさいして

私は高校を卒業して大学に入ってからずっと、実家を離れて大阪で生活しておりました。学生時代はともかく、医師になると仕事が忙しくなり、実家のお寺に帰省するのは1年でも数えるほどでした。父が体調をくずしたことから、40歳を過ぎて実家に戻り、法務を手伝い始めたのはここ数年のことです。初めのうちはとても緊張し、おなかの調子が悪くなったりして、たいへんでした。

子どものころからなじみのある門徒さんとはいえ、お内仏《ないぶつ》にお参りさせていただくのは20年ぶりというお宅がほとんどです。何気ない会話をするにしても、緊張のあまりぎこちなくなり、門徒さんも何かよそよそしく（私がそのように感じていただけかもしれませんね）、話がうまくかみ合わなくて、重苦しい雰囲気になることもたびたびありました。

そんなころ、Kさんのお宅にお参りしたときのこと、Kさんは新人僧侶の私に優しく話しかけてくださり、その場の雰囲気がほぐれて、和気藹々《わきあいあい》となることができました。Kさんは私にとって心強い味方であり、ほんとうにありがたいと思いました。

そんなKさんが体調をくずして入院されたと聞いたときは、心配しました。

そして昨年の夏の初めころ、息子さんが寺にお見えになり、「父が一般病棟から緩和ケア病棟に移りました。今は余命いくばくもない状態です」と話してくださいました。

緩和ケア病棟とは、末期患者の身体の痛みや精神的な苦しみをやわらげるための施設です。80歳になったKさんは、自分が末期がんであり、積極的な治療は不可能であることを十分納得したうえで、緩和ケア病棟で死を迎えようと決断されたのです。

献体を希望すると聞かされて

さらに、息子さんから、「父は以前から、自分の死後、大学病院に遺体を献《けん》体《たい》すると、決めておりました」と聞き及び、頭の下がる思いでした。

献体とは遺体を、無条件・無報酬で大学に提供することをいいます。その遺体で医学部や歯学部の学生は、解剖学実習をさせていただくのです。医師になるためには、医学の基礎である解剖学を学ぶ必要があります。献体をしてくださる方々のおかげで、医学部などの教育は成り立っているといっても過言ではないのです。

人体解剖学実習はたいへん重要な授業で、学生にとっては最大の難関ともいえます。私も3回生になり、もうすぐ実習が始まると思うと、不安と緊張で夜もよく眠れなかったことを覚えています。それは、人の遺体に初めて直面することへの不安と怖れがあったのかもしれません。また、医師としての第一歩を踏み出すためには、人の死と向きあわなければならないという、気負いを感じていたからかもしれません。

しかし、じっさいに解剖学実習が始まると、そんな不安や気負いは吹っ飛んでしまいました。圧倒的なリアリティをもって無言で語りかけてくる遺体に、ただただ「生きること」と「死ぬこと」の重みを感じずにはいられませんでした。4人1組となって、解剖学実習を約1年受けました。その4人は全員医師となり、多くの患者さんを診察させていただいております。

私が医師として今あるのは、献体してくださった方々のおかげであることを、忘れてはならないと、Kさんの献体希望の話をうかがい、今いちど思いを新たにしました。

じりじりするような暑さがつづく8月の日に、家族に見守られながら、Kさんは往生されました。初七日の法話では、「献体をされるKさんの尊いご遺体のおかげで、これからも何人もの医師が誕生し、育っていきます。その医師たちは多くの患者さんを診察し、そして患者さんたちのいのちを救っていくことでしょう。Kさんの深い思いは、多くのいのちとつながっていくのです」と、話をさせていただきました。

お参りされていた門徒さんのひとりが、「Kさんの生きる姿から、自分のいのちの行く末について、深く考えさせられました」と、話してくださいました。

現代の日本は、まさに世界一の超高齢社会といえます。長生きするということは、自分自身の老・病・死に向かい合う時間が長くなるということでもあります。しかし、そうした現実から目をそむけ、ほんとうに人間らしく生きることとはどういうことかを考えずに、毎日を過ごしてはいないでしょうか。「自分のいのちの行く末について、もっと真剣に、そして深く見つめ直すべきだよ」と、Kさんから教えていただいたと、強く感じずにはいられません。

Kさんが亡くなられて1年。また暑い夏がめぐってきました。もうすぐKさんの一周忌の法要をお勤めします。Kさんのお宅のお内仏の前で、Kさんのご家族やご親戚とともに、いのちについて深く見直すことができればと願っております。

今日を生きる

報恩講のお勤め

10月を迎え、秋の気配が感じられるようになると、浄土真宗の寺院では1年のうちで最大の行事である報恩講《ほうおんこう》をお勤めする時期となります。

私の実家のお寺でも毎年10月最終土日、2日間にわたって報恩講をお勤めします。私が寺を手伝うようになってから、ここ数年は父とふたり内陣に並んでお勤めをしてきましたが、今年は私ひとりでお勤めをすることになりそうです。というのも父が4月に急性胆のう炎で緊急入院となり、まだ入院生活を余儀なくされているからです。

住職である父はここ数年めっきり足腰が弱り、ご門徒さんの法事も私が代わりにお勤めする機会が増えておりました。お勤めのあと、お茶をいただいているときには必ず、「ご院主さんの体調はいかがですか」とたずねられ、私は、「足腰は弱っていますが、内臓は丈夫で、食欲もあります。ご心配をいただき、ありがとうございます」と言っておりました。

「内臓は丈夫」という言葉も、考えてみれば曖昧《あいまい》な表現です。胃や腸などの具体的な臓器のはたらきが、どの程度いい状態なのかはまったくはっきりしません。内科医である私が使うべき言葉ではありませんでした。

その「内臓は丈夫」であるはずの父が「急性胆のう炎で緊急入院」と耳にしたときは、「数年前の腹部超音波検査では、胆石はなかったはずだ。どうして急性胆のう炎になったのだ……」と、考えがぐるぐる頭のなかをかけめぐり、かなり動揺しました。

しかし、よくよく考えてみれば、数年前に異常がないからといって、80歳の高齢の父に、現在も同じように問題がないはずがありません。人間の身体は刻一刻と変化しています。きのう健康だったからといって、きょうも健康であるという保証はまったくないのです。

「父は内臓が丈夫だから、急に病気になったり、悪くなったりすることはないだろう」と私は勝手に思いこみ、現実を直視しようとはしていませんでした。

人間のからだだけでなく、すべての存在は、常に変化してとどまることはないのです。これは「無常」ということです。仏教の根本の教えであり、真実です。

父の入院という事実をようやく受け止め、気持ちも冷静になるにつれ、今まで私は「無常」ということをほんとうに理解したうえで、お話をしたり、文章を書いたりしていたのだろうかと、自分が恥ずかしく感じられてきました。私が伝えていたのは、形だけの、言葉だけの無常だったのではないかと。

一日一日を生きる大切さを伝える「無常」の教え

勤務先の病院の薬剤師さんの話です。その方の弟さんは肺の具合が悪くなり、私が診察をしたところ、検査結果から慢性骨髄性白血病にかかっていることがわかりました。大学卒業後、仕事を順調にこなし、交際している女性と結婚も考え、人生これからというときでした。

この病気の完治には骨髄の移植が必要ですが、なかなかドナー（提供者）が見つからず、そうこうしている間に、彼女と別れることになってしまったそうです。弟さんには、「難病をわずらった自分と結婚しては、彼女に大きな負担がかかる」という思いがあったそうです。

弟さんは治療をつづけていましたが、それから数年たって、ふたりは偶然に再会を果たします。そして再び交際するようになり、やがて結婚を決意します。ふたりで彼女のご両親のもとへ、結婚の承諾を得るために行ったときのこと、彼女の父親は弟さんにこう話されたそうです。

「健康だと思える人でも、明日はどうなるかわからない。だから、いま病気があろうとなかろうと関係ない。ふたりが幸せであるならば、それでいいのです」と、結婚を認めてくださったそうです。

この話に私は強くこころを打たれました。彼女の父親は僧侶でなくても、私などよりはるかに「無常」の本質、「真の無常」の姿を伝えてくださっています。

真の無常とは、必死に人生を生きていくなかで、さまざまなつらい経験や悲しみを経ることによって、からだの奥からわきあがるような思いのなかに、その姿を現わすのではないでしょうか。

つらい別れを経験し、悲しみをこころに抱え、重い決断をくだしたふたり。そして長い間ふたりを温かく見守ってこられたご両親。それぞれの深い思いから、この父親のようにこころに響く言葉が生まれたのでしょう。

無常とは、はかなく悲観的なことだと誤解されがちですが、けっしてそうではありません。たしかに私たちは必ず死に至るはかない存在であり、二度と繰り返すことができないのが人生です。だからこそ、「無常」の教えはひとりひとりの存在の重さ、一日一日を生きていくことの大切さを、私たちに実感させてくれるのだと思うのです。

私の父は危篤状態を繰り返しながら、必死にいのちの炎を燃やしつづけています。そのいのちの重さ、父の存在に、いとおしい思いがこみあげてきます。これからも、その気持ちを大切にしていきたいと思うのです。

いのちの重さについて考える

薬害C型肝炎訴訟

数年にわたり国を相手取って争われていた薬害C型肝炎集団訴訟は、200

8年にようやく和解成立しました。この事件は、C型肝炎ウイルスに感染した血しょうを元に作られた血液製剤を出産時や手術時に止血用として使用され、その人がC型肝炎ウイルスに感染したというものです。感染者は、慢性肝炎や肝硬変・肝がんに進行する可能性があり、まさにいのちの危険にさらされているといえます。

第一次訴訟では各地裁で異なる判決が出るという不公平な事態となったため、原告団・弁護団は全員一律救済を求めることとなりました。そのなかで、大阪原告団代表のKさんの発言に、私は強い衝撃を受けました。

「どうして、いのちの重さを差別されなければいけないのか。薬害被害者すべてが、平等に救済されるべきです」

「いのちの重さは、みな同じ。差別することなく救ってほしいという願いが、なぜ総理に届かないのか。いのちの線引きに国が固執している以上、この和解協議を続けることはできません」

Kさんは、1986年の長女出産のさいにC型肝炎ウイルスに感染し、慢性肝炎となり、強い副作用に耐えてインターフェロン治療を受けましたが、効果がみられなかったそうです。じつのところ、薬害C型肝炎に苦しんでおられる患者さんの多くは、出産時に止血剤として、C型肝炎に汚染された血液製剤を投与された女性たちなのです。

本人・家族・まわりのみんなが待ち望んでいた妊娠、そして喜びと希望のなかで新しいいのちを授かる出産。その真っ只なかに、なんの非もない母親がC型肝炎に感染したのです。あとになってその事実を知らされ、長期の闘病生活を余儀なくされることとなった女性たちの苦悩と怒りは、いかばかりでしょうか。

Kさんの言葉は、もっとも大切な自分のいのちを理不尽に傷つけられている女性たちの、こころの声・こころの叫びだからこそ、私たちの胸に強い衝撃をもたらすのです。

現実を直視し、現実から出発する

凶悪な少年犯罪が起こるたびに、「子どもたちにいのちの尊さや、いのちの大切さを教えなければならない」という声や議論がわきあがりますが、残念ながらその議論はどうも表面的なものとなり、子どもたちのこころには十分届かないことが多いように感じます。

それに比べてKさんの語るいのちは、抽象的なものではなく、現実に傷つけられ、そして差別を受けている具体的な、生身のいのちなのです。Kさんたちの重い訴えに、私たちはどうすればいいのでしょうか。

災害や事件に巻きこまれた人や、病気で苦しむ人の姿を見ると、私たちは、「たいへんだなぁ」「かわいそうに」などと同情のこころをもちます。それは悪いことではありません。でも、こころの奥底では、「自分にふりかからなくてよかった」「自分たちとは別世界のことだ」と思うさめた気持ちが誰しもにあると思うのです。それを、「今回はたまたま関係なかっただけ、いつ自分に起こってもおかしくない」と、自分自身の問題としてとらえることが大切なのではないでしょうか。

現実を自分のつごうにあわせて自分勝手に解釈して満足するのではなく、現実を直視し、その現実から出発することが、私たちに求められていると思います。Kさんたちのように、いのちが傷つけられ、いわれのない差別を受ける人たちの声を、真摯《しんし》に聞くことが出発点だと思います。そこから、相手との真の共感や連帯が生まれてくるのです。

生きとし生けるものすべてのいのちは、美しく、すばらしいものであり、また等しく尊重されるべきであることは言うまでもありません。しかし残念ながら、その尊いいのちが現実社会のさまざまな局面で傷つけられ、また不条理な差別を受けている事実を忘れてはいけないと思います。

薬害C型肝炎訴訟全国原告団代表のYさんは、次男を出産したさいに感染したのですが、後になりその事実を知った次男は、「自分のせいでお母さんは肝炎になった」とずっと悩み続けたそうです。苦しみは本人だけにとどまらず、家族や周囲の人をも巻き込むことに気づかされ、患者さんたちの厳しい現実に言葉もありません。

肝がんで亡くなった仲間を悼んで、Yさんが詠《よ》んだ歌があります。

「刻々に命の時間なくなりて〝いのち返せ〟とまた原告逝く」

原告団の人たちの闘いは、今回の和解で終了したとはいえません。血液製剤投与によりC型肝炎に感染した血友病患者の人など、まだまだ救済すべき被害者はたくさんいるのです。私は微力ではありますが、被害者の方々を少しでも支援したいと強く願っています。

かけがえのない出会い

本願寺史料研究所長・元龍谷大学学長の千葉乗隆《じょうりゅう》先生の突然の訃報《ふほう》が届きました。千葉先生は、真宗史・真宗教団史の権威であると同時に、多くの後進を育ててこられた指導者でもあり、教師としての姿も忘れることはできません。

作家の五木寛之氏も、千葉先生の教えを受けられたひとりです。「心の師を得た幸せ」という題の追悼文で、「人生の後半に千葉乗隆先生という心の師を得たことで、本当に幸せな一生を送ることができた」と、述べられています（「本願寺新報」２００８年5月10日号）。千葉先生と五木氏は、師と弟子という関係でつながっておられたのです。

優しく謙虚な人柄にふれて

私は千葉先生とは、医師と患者という関係で約10年間、おつきあいさせていただきました。最初は、千葉先生はたいへん偉い一流の学者で、本願寺にとって大切な方である、と聞かされており、緊張しながら型通りの診察をし、型通りのお話をするだけでした。それが先生の優しく謙虚な人柄に触れるようになって、少しずつ緊張感はうすれ、診察の合間に仏教や浄土真宗のことを遠慮なく質問するようになってしまいました。

千葉先生は、私の素朴な問いにもていねいに答えてくださり、診察後のお話が楽しみになってきました。週1回、水曜日の午後が千葉先生の診察日だったので、私にとって水曜日はうれしい日でした。

私が診させていただいていたころの千葉先生は、心臓ペースメーカーを装着されたり、胆のう摘出手術を受けられたりと、万全な体調ではない方が多かったと思われます。でも、そんなときですら先生は、思いやりを忘れることはけっしてありませんでした。

私の父が急性胆のう炎と肺炎で入院していることを、千葉先生にお話しする機会がありました。それ以来、先生は外来のたびに、「お父様のおかげんはいかがですか。先生はお疲れではありませんか」と、優しい言葉をかけてくださいました。千葉先生の方こそ体調も芳しくなくて、気分もすぐれない状態でありながら、父や私のことまでも気にかけてくださり、恐縮するばかりでした。

原稿や講演を頼まれれば、忙しくてもよほどのことがないかぎり断られることはありませんでした。「私を待ってくれる人がおられるのですから、ありがたいことです」と常に言っておられました。

あまり体調がよくないときに私が、「先生、主治医に止められました、とお断りください」とドクターストップをかけますと、さびしそうな笑顔を見せながら、「無理がきかないからだになってしまって、残念ですね」と、ぽつりと話されたこともありました。

千葉先生はほんとうに自分に厳しく、他人に優しい方でした。先生のそばにいるだけで、その高潔な人間性を感じ取れました。人を包みこむような温かいお人柄に、私も知らぬまに甘え、頼っていたように思えます。

そんな千葉先生の突然の訃報に、私は呆然とし、寂しさをつよく感じました。それは、「もう千葉先生とは二度と会えない、話すこともできない」という悲しみの気持ちが、私のこころを覆ってしまったからでしょう。

その後、たしかに千葉先生にはもう会えないけれど、千葉先生のようなすばらしい人と出会うことができたのも、奇跡のような出来事ではなかっただろうか、と思えるようになってきました。

たまたま私が本願寺の診療所に勤め、そこに千葉先生が診察を受けに来られ

たという、いくつかの偶然が重なって、千葉先生と出会い、親しく話すことも
できるようになった……。そう考えると、「もう会えない」という悲しい気持
ちが、「会えてよかった」という喜びと感謝の思いに変わっていきました。
出会いはいつも「一期一会」で、「かけがえのない出会い」であると、千葉
先生のおかげで気づかされました。

千葉先生、本当にありがとうございました。

おわりに

私にとって、文章を書くことは本当につらい作業です。少し気を緩めると、散漫で独りよがりな文章になりがちで、かといって集中しすぎると、すぐに疲れて長い文章が書けなくなります。しかし、しばらくすると何か書かずにはいられない気持ちになるのです。

書くということは、本当に不思議な作業だなと感じます。今回、どの文章も必死に頭をひねりながら悪戦苦闘して書き上げたものばかりです。それだけに、私にとってひとつひとつが、自分の子どものように愛しいものでもあります。

自分の未熟な文章を公にさせていただいたことは、自分の考えや思いを確認して、それを読者のみなさまに伝えるというだけでなく、読者のみなさまと心や気持ちを通い合わせることができる、貴重な機会でありました。

あらためて、初出のご縁をいただいた法蔵館、本願寺出版社、ないおん編集室に、厚く感謝申し上げます。

そしてこれらの文章をまとめて１冊の本にする機会をいただいた、阿吽社に深く御礼申し上げます。とくに小笠原正仁社長、大槻武志編集長には本当にお世話になりました。

著者紹介

佐々木恵雲（ささき　えうん）

1960年滋賀県生まれ。大阪医科大学卒業。医学博士。
西本願寺あそか診療所所長、
藍野大学短期大学部学長を経て、藍野大学学長。
大阪医科薬科大学非常勤講師。
龍谷大学大学院非常勤講師。
総合内科専門医。糖尿病専門医。
浄土真宗本願寺派西照寺住職。

主な著書：
『いのちの処方箋——医療と仏教の現場に立って』本願寺出版社、2006年
『いのちのゆくえ　医療のゆくえ』法蔵館、2006年
『人生からの贈りもの——医療と仏教から見つめるいのち』本願寺出版社、2009年
『臨床現場の死生学——関係性にみる生と死』法蔵館、2012年
『生死と医療』本願寺出版社新書、2016年

〔題字・書〕佐々木真美
〔装丁〕清水　肇［prigraphics］
〔組版〕小山　光

生きる——。〈いのち〉と〈こころ〉を見つめて

2018年3月1日　初版第1刷発行
2022年11月1日　初版第3刷発行

著　者——佐々木恵雲
発行者——小笠原正仁
発行所——株式会社 阿 吽 社
〒602-0017 京都市上京区衣棚通上御霊前下ル上木ノ下町73-9
TEL 075-414-8951　FAX 075-414-8952
URL : aunsha.co.jp
E-mail : info@aunsha.co.jp

印刷・製本——モリモト印刷株式会社

ISBN978-4-907244-33-0 C0015
定価はカバーに表示してあります